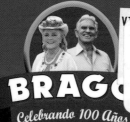

BRAGG

*Celebrando 100 Años*

1912     2012

D0028211

# Vinagre de Sidra de Manzana

**más de Millones de apresiones**

## Milagroso Sistema de Salud

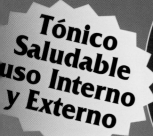

Tónico
Saludable
uso Interno
y Externo

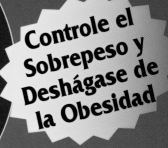

Controle el
Sobrepeso y
Deshágase de
la Obesidad

## ¡Conozca estas Poderosas Cualidades Para la Salud Y Obtenga una Vida Más Joven, Más Larga, y Más Sana!

**Paul C.**
**Bragg** N.D., Ph.D.

specialista en Prolongacióde Vida

**Patricia**
**Bragg** N.D., Ph.D.

Paladina de la Salud y
Educadora de Estilo de Vida

Cruzadas Bragg para la Salud ~ Pioneros de América

# LOS MILAGROS DEL VINAGRE DE SIDRA DE MANZANA PARA UNA VIDA MÁS LARGA, MÁS SANA Y CON MAYOR FUERZA

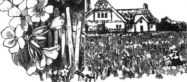

**El viejo adagio es cierto:**
*"Por día una manzana es cosa sana"*

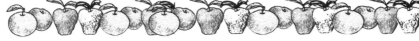

- Ayuda a promover una piel joven y un cuerpo sano y vibrante
- Ayuda a eliminar la placa arterial, infecciones y toxinas corporales
- Ayuda a combatir gérmenes, virus, bacterias y moho en forma natural
- Ayuda a retrasar el inicio de la vejez en humanos, mascotas y animales de granja
- Ayuda a regular el metabolismo del calcio
- Ayuda a mantener la sangre en una consistencia adecuada
- Ayuda a regular la menstruación en las mujeres, alivia el síndrome premenstrual y las infecciones del tracto urinario
- Ayuda a normalizar el pH de la orina, aliviando las ganas frecuentes de orinar
- Ayuda a la digestión, a la asimilación, y ayuda a balancear el pH
- Ayuda a aliviar la garganta irritada, laringitis, y picazón de garganta, además de limpiar la garganta y las toxinas de las encías
- Ayuda a proteger contra la intoxicación alimentaria y la alivia
- Ayuda a desintoxicar el cuerpo para que los que padezcan de sinusitis, asma y gripe puedan respirar más fácil y más normalmente
- Ayuda a eliminar el acné, pie de atleta, alivia las quemaduras, y las quemaduras por sol
- Ayuda a evitar la picazón en el cuero cabelludo, la calvicie, y el cabello seco
- Ayuda a eliminar la caspa, urticaria, y herpes
- Ayuda a combatir la artritis, y ayuda a eliminar cristales y toxinas de las articulaciones, tejidos, órganos y del cuerpo entero
- Ayuda a controlar y normalizar el peso corporal

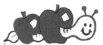

**Paul C. Bragg**, Paladín de la Salud
Responsable del Origen de las Tiendas de Salud

Nuestras más sinceras bendiciones a ustedes, queridos amigos, quienes han hecho valiosas y plenas nuestras vidas al leer nuestras enseñanzas sobre el estilo de vida natural, a como nuestro Creador lo diseñó para que lo siguiéramos. Él quiere que sigamos la ruta de la vida natural. Esto es lo que enseñamos en nuestros libros y cruzadas de salud en todo el mundo. Nuestras oraciones están dirigidas a usted y a sus seres queridos, para que obtengan lo mejor en salud y felicidad. ¡Debemos seguir las leyes que Él ha dispuesto para nosotros, para que podamos cosechar esta preciosa salud de forma física, mental, emocional, y espiritual!

*¡TENGA UNA VIDA SALUDABLE CON MANZANAS!*

Con amor,

*Patricia*

*El Vinagre de Sidra de Manzana Orgánica Cruda y Sin Filtrar de Bragg, con la "Enzima Madre", es el alimento # 1 que yo recomiendo para detener la acidez gástrica, la enfermedad por reflujo (ERGE), la flatulencia, la indigestión, y para mantener el balance vital ácido-base del cuerpo, y la digestión. – Gabriel Cousens, M.D., Autor de Conscious Eating*

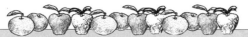

# Elogios para el Vinagre de Sidra de Manzana y el Estilo de Vida Saludable de Bragg

Estos son apenas unos cuantos de los miles de testimonios que recibimos anualmente, alabando a los Libros Bragg para la Salud por los beneficios saludables de rejuvenecimiento que cosechan – física, mental y espiritualmente. Esperamos con mucha ilusión recibir también noticias suyas.

En 1998 me quebré muy severamente mi pierna izquierda, y los médicos la repararon con platinas, tornillos y pernos. Desarrollé infecciones por estafilococos y pus, y úlceras en la planta de mi pie izquierdo. Tenía un dolor constante en mi pie, tobillo y rodilla. Desde entonces he tenido problemas para subir y bajar escaleras, y arrodillarme era imposible. Entonces empecé a tomar el Vinagre de Sidra de Manzana de Bragg (2 cucharadas 3 veces al día). A los dos días de haber empezado, ¡la sensibilidad dolorosa en mis rodillas desapareció y ahora subir las escaleras ya no es doloroso, y todos los otros problemas se han ido!!! Nunca esperé estos resultados, y le doy todo el crédito al Vinagre de Sidra de Manzana de Bragg. Gracias. – Duke Jones, Oregonia, OH, Policía Retirado

El VSM de Bragg es estupendo. La Bebida de Vinagre Bragg se ha convertido en nuestro Sistema de Soporte de Vida y la respaldamos con devoción y no podemos vivir sin ella. Les agradecemos las muchas maneras en que podemos usar su vinagre con las milagrosas enzimas madre. – Yasuko e Hiro Hashimoto, Presidente de NEC, Japón

Por más de 35 años he seguido el Estilo de Vida Natural de Bragg – Enseña cómo tomar el control de su salud y cómo construir un futuro saludable. – Mark Victor Hansen, Coproductor de la serie "Sopa de Pollo para el Alma"

Cuando yo era un joven entrenador de gimnasia en la Universidad de Standford, las palabras de Paul Bragg y su ejemplo me inspiraron a vivir un estilo de vida saludable. Entonces tenía veintitrés; ahora tengo más de sesenta, y mi salud, energía y condición física sirven de testimonio viviente a la sabiduría de salud de Paul Bragg, llevada adelante por su hija paladina de la salud, Dra. Patricia Bragg. ¡Gracias a ambos! – Dan Millman, Autor de "The Way of the Peaceful Warrior" (*www.danmillman.com*)

Le agradezco a Paul Bragg ser el pionero y paladín de la salud que es. Bragg allanó el camino para nuestros principios 100% saludables. Soy un usuario de los Productos Bragg y un entusiasta de ellos. – Kevin Trudeau, Activista de la Salud (*www.ktradionetwork.com*)

Los Libros Bragg fueron mi conversión al modo de vida saludable. – James F. Balch, M.D., Co-autor de "Prescription for Nutritional Healing"

a

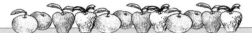

## Elogios para el Vinagre de Sidra de Manzana y el Estilo de Vida Saludable de Bragg

Paul Bragg salvó mi vida a los quince, cuando asistí a la Cruzada de Salud Bragg en Oakland. Le agradezco al Estilo de Vida Saludable Bragg mi vida activa, sana y larga difundiendo salud y condición física.
– Jack Lalanne, Seguido agradecido de Bragg hasta los 96 ½ años

Su padre, el Dr. Paul Bragg, ES el PADRE de la industria de salud natural y de todo el movimiento de salud natural. Todo lo que ha sido hecho en cuanto a salud natural y cultura física desde entonces se ha basado en la visión pionera y principios articulados por el Dr. Bragg. ¡Él nos guió en la dirección saludable! – Dr. William Wong (*www.braggzyme.com*)

De joven tenía una discapacidad para el aprendizaje y se me dijo que nunca podría leer, escribir o comunicarme normalmente. A los 14 me salí del colegio y a los 17 terminé en Hawaii como surfista. Mi camino a la recuperación me llevó al Dr. Paul Bragg, quien cambió mi vida dándome una sola afirmación para repetir: "Soy un genio y aplico mi sabiduría." El Dr. Bragg me inspiró a vivir un estilo de vida saludable y volver a mis estudios para obtener una educación, y de ahí sucedieron milagros. Soy el autor de 54 programas de entrenamiento y 14 libros y me encanta llevar a cabo cruzadas alrededor del mundo gracias a Paul Bragg.
– Dr. John Demartini, Paladín Dinámico y Autor (*www.drdemartini.com*)

Conocí a Paul Bragg en 1964 en "L" Street Beach en Boston. ¡Tanto Paul como su hija Patricia son cambiadores de vidas, energéticos y dinámicos! Siempre han sido inspiraciones para la salud para millones alrededor del mundo, ¡pero especialmente para mí! Di mi primera conferencia con ellos en abril de 1964, tenía 22, ahora tengo más de 64. Patricia tiene más energía que 3 personas que yo conozca juntas y ama viajar alrededor del mundo para las Cruzadas de Salud Bragg.
– Dr. David Carmos y Dr. Shawn Miller, Co-autores, La Jolla, CA, "You're Never Too Old to Become Young" (*www.gohealth.tv*)

Yo tenía un ducto lagrimal con una infección de pus por 2 días. Recordé que tenía una botella de VSM de Bragg, y me puse un poquito en el lagrimal. Me ardió un poquito pero alivió el dolor y la picazón. Ya no está. ¡Sin doctor y sin medicamentos! Muchas gracias. – Carol Huddleston, Sparta, IL

Nuestra tatarabuela cumplirá 100 años en dos semanas. Aún anda en kayak, hace el jardín, y quita con pala la nieve de su propia entrada. Por más de 80 años ha tenido una sola receta de vida: 2 cucharadas del VSM de Bragg y 1 cucharadita de miel mezclados con agua. Éste es el secreto, dice ella, para una vida que vale la pena vivir. ¡Cinco generaciones de mi familia celebrarán su cumpleaños número 100 con Bebidas de Vinagre Bragg!
– Familia Alvina Sharp, Chanhassen, Minnesota

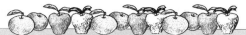

# Elogios para el Vinagre de Sidra de Manzana y el Estilo de Vida Saludable de Bragg

Su VSM es fantástico. Habiendo tenido problemas estomacales toda mi vida, el VSM de Bragg con la "madre" es el único producto que ha curado mi padecimiento. ¡Muchas gracias! – Rebecca Stelling

Pongo diariamente 2 cucharadas de VSM sobre el alimento de mis tres caballos corredores de barriles ganadores. Les da energía, salud y pelajes bellos. Ya no les compro suplementos equinos . . . nada más compro un galón de Vinagre de Sidra de Manzana Orgánica de Bragg. Funciona de adentro para afuera. Gracias por este GRAN producto milagroso. – Desiree Dautreuil, Campeona Corredora de Barriles, LaFayette, LA

He estado usando VSM por tres meses ya. Tengo que decir que literalmente ha cambiado mi vida y mi cuerpo. Yo empecé a tomar el VSM sólo para aumentar las defensas de mi organismo, y WOW cómo me trajo cambios extraordinarios además de evitar que me enfermara. Mis resultados por usar VSM con la "madre" – ¡he perdido 20 libras y mi nivel de energía se disparó por el techo! He notado un efecto positivo extremo en los dolores. Casi no me siento adolorida luego de hacer una pesada rutina de ejercicios. Además, estaba plagada con infecciones de levaduras o candidiasis. ¡Estoy feliz de poder decir que desaparecieron! Mis movimientos intestinales funcionan como un reloj. El VSM es un producto maravilloso y lo recomiendo total y completamente. Realmente ha cambiado mi vida. – Linda W., Fraser, MI

Yo empecé a usar la bebida de vinagre de sidra de manzana de Bragg, y quiero compartir mi historia de resultados asombrosos. A través de los años, había desarrollado unas "manchas" oscuras por la edad en mis mejillas y bajo mis ojos habían unos círculos negros. Hoy almorcé con una amiga que no había visto en 6 meses e inmediatamente comentó sobre cómo había mejorado y se había aclarado mi piel y qué fresca me veía. Le conté sobre el Vinagre de Sidra de Manzana y el Estilo de Vida de Bragg. ¡Es increíble! Gracias a ustedes, me veo y me siento maravillosa. – Stephani, CO

Yo tenía problemas con piedras en la vesícula biliar y el médico me dijo que sólo operando podía eliminarlas. Un amigo me dio la página 26 del libro *Vinagre de Sidra de Manzana de Bragg* y probé la purga (flush). ¡Ayudó y 2 años después no he tenido ningún dolor y no he necesitado la operación! Compré una copia del libro y desde entonces he estado usando el VSM. Es un gran producto. – Nicole, Jamaica

Yo era una diabética limítrofe, y empecé a tomar la bebida saludable VSM. A los tres meses ya no me salían las pruebas en el rango limítrofe para la diabetes. – Jasmine, Anaheim Hills, California

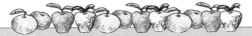

## Elogios para el Vinagre de Sidra de Manzana y el Estilo de Vida Saludable de Bragg

Hola, siempre he tenido SPM o dolores menstruales. Pero desde que tomo el cóctel de Vinagre de Sidra de Manzana de Bragg, estoy muy agradecida porque me ha ayudado a resolver el problema y la irritabilidad que solía arruinar mi día. – Paula Bowen, Wisconsin

Tengo una historia increíble qué contarles sobre el Vinagre de Sidra de Manzana de Bragg. He estado luchando contra un nivel de colesterol alto por 6 años ya, y no parecía poder bajarlo con ejercicio ni vigilando lo que comía. Los médicos estaban preocupados, por lo que mi mamá me dijo que probara el Vinagre de Sidra de Manzana de Bragg. Lo hice fielmente por tres meses – una cucharada dos veces al día. Acabo de hacerme la prueba de sangre, ¡y no puedo creerlo! Bajó 78 puntos en sólo 3 meses, ¡es increíble! Mis médicos me preguntan, "cuál es el secreto?" y no pueden creerlo tampoco. Pensé en que les gustaría saber que su producto sí funciona. Muchas gracias. Soy una cliente muy satisfecha y usaré sus productos todo el tiempo. – Jamie, Acushnet, MA

Yo perdí 30 libras tomando el VSM de Bragg y cuidando la dieta. Lo recomiendo a todos los que conozco y a las personas con quienes hablo. – Gwen, IL

Empecé a tomar el VSM de Bragg (1 cucharada en un vaso de agua destilada de 8 onzas con 1 cucharada de miel cruda orgánica) hace como dos meses. Rápidamente, me sucedió una cosa maravillosa. He tenido, tengo vergüenza de admitir, un problema con cándida en mi ombligo y en mi parte trasera. Nada lo aliviaba. Esto es, hasta que empecé a tomar VSM. Este tónico me curó de mi padecimiento. – James

Quiero compartir con ustedes lo que su VSM ha hecho por mí. Me hice un examen de sangre para revisar mi colesterol. Me impactaron los números – 275 en total (50 HDL y 193 LDL). Luego de usar el VSM Orgánico de Bragg por tres meses, me ayudó a mantener niveles de colesterol normales. Mi médico estaba impactado; me preguntó cómo y le dije Vinagre de Sidra de Manzana de Bragg. Ningún medicamento para mí. Gracias por un estilo de vida saludable. Yo uso un galón de agua purificada con media botella (8 onzas) de vinagre y miel cruda. 1 vaso por la mañana y un vaso por la noche. Le agradezco a Dios y a Sus bendiciones por ustedes y su gente. Por favor compartan esto con otros. – Barbara Darnell, OH

¡El Vinagre de Sidra de Manzana de Bragg me salvó el pie! Tenía un grande y dolorosa verruga común en la parte superior de mi pie. Por semanas había estado usando varios remedios contra verrugas sin resultado alguno. Mi abuela (una gran seguidora de Bragg) me sugirió usar VSM de Bragg, y ¡voilá! ¡En sólo dos aplicaciones y en 3 días la verruga se había ido! ¡Gracias! – Glori, Windham, NH

# Elogios para el Vinagre de Sidra de Manzana y el Estilo de Vida Saludable de Bragg

He padecido de intestino irritable, colitis, colon espástico, estreñimiento y gases dolorosos no naturales por años. He estado con todo tipo de medicamentos. Nada parecía funcionar hasta que empecé a tomar el Vinagre de Sidra de Manzana de Bragg. ¡Increíble! ¡Mi problema desapareció! ¿Por qué nadie me dijo nada sobre esto antes? Ahora tengo mi vida de vuelta y puedo sociabilizar de nuevo. – Fran Covert, Colorado

Tenía un bloqueo del 99% en mi arteria carótida y tenía programada una operación. Leí el libro Vinagre de Sidra de Manzana de Bragg y el libro Corazón de Bragg, ¡y empecé a tomar la bebida de vinagre!!! Mi médico dice que mi arteria tiene ahora "cero" bloqueo y los niveles de presión arterial y colesterol son perfectos. ¡Grandiosos milagros! ¡Gracias! – Joseph Gajdosz, NY

Tuve la oportunidad de sentarme junto a Patricia en un vuelo de Dallas a Los Angeles. Su honestidad sobre mi peso y salud realmente me inspiraron a hacer un cambio de vida. Un año más tarde, tengo 85 libras menos y la frecuencia cardiaca se ha venido casi a la mitad. ¡Patricia, usted ayudó a salvar mi vida! – Mike Ableman, Texas

En 1975 fui diagnosticada con enfermedad coronaria. Seguí las Clases de Ejercicios y Conferencias Gratuitas de Bragg en Fort DeRussy en Waikiki seis veces por semana. Más de 31 años han pasado, y tengo la joven edad de 84 años gracias al Estilo de Vida Saludable de Bragg. En 1932 mi padre tenía una severa artritis de la cadera y casi no podía caminar. Él siguió el Estilo de Vida Saludable de Paul Bragg con la bebida de vinagre y fue curado de su artritis. – Helen Risk, RN, Hawaii

Como la primera autoridad del mundo en el desempeño de la memoria humana, les digo a todos mi estudiantes que uno no puede tener una memoria óptima sin tomar el Vinagre de Sidra de Manzana de Bragg. He estado tomando el VSM de Bragg toda mi vida. Para tener una memoria saludable, es necesario tener un cerebro saludable, y para tener un cerebro saludable, se necesita el VSM de Bragg. – David "El Hombre Memoria", California

Recientemente adquirí sus libros de salud, y he estado haciendo las bebidas de vinagre de sidra de manzana de Bragg por tan sólo dos semanas. ¡INCREÍBLE! No puedo creerlo, ¡ya no tengo más la mente nublada! He probado tantos remedios y productos, pero nada se compara con esto. No puedo agradecerles lo suficiente lo que ustedes han hecho para mí, y para otros en todos los EE.UU. y el mundo. ¡Dios los Bendiga! – Heather Hayes, Colorado

e

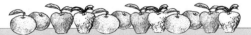

## Elogios para el Vinagre de Sidra de Manzana y el Estilo de Vida Saludable de Bragg

¿Cómo combatí el cáncer, la obesidad y la diabetes, infección por estreptococos y tres discos herniados y un dolor inaguantable? La respuesta era cambiarme al Estilo de Vida Saludable de Bragg y tomar a diario la increíble Bebida de Vinagre de Bragg. ¡Cambió y salvó mi vida! Me recuperé totalmente y además perdí 70 libras. Recibí una nueva vida y eso es sólo el comienzo porque mi hombría, la que había perdido con la diabetes, regresó – ¡eso sí es emocionante! En mi viaje a Honolulú visité la gratuita y famosa Clase de Ejercicios Bragg en la Playa Waikiki. Me regeneré tanto con el punto de vista nuevo y maravilloso de vivir el Estilo de Vida Saludable de Bragg que ahora vivo en Hawaii. ¡Estoy lleno de vigor con esta nueva energía  para vivir y para la vida! ¡Mi nuevo propósito de vida es ayudar a otros a reclamar sus derechos de salud! Quiero que el mundo se una a la Cruzada de Salud de Bragg. Les estoy tan agradecido a Paul y a Patricia por ser mi inspiración. – Len Schneider, Honolulú, Hawaii

Gracias a los Libros de Salud de Bragg, ellos fueron nuestra introducción a vivir la vida saludablemente. Les estamos muy agradecidos a usted y su padre.
– Marilyn Diamond, Co-autora, "Fit for Life"

Gracias Paul y Patricia Bragg por un Estilo de Vida Saludable simple y fácil de seguir para mí. ¡Ustedes hacen que mis días sean saludables!
– Clint Eastwood, Productor de Cine Ganador de Premio de la Academia, Director, Actor y seguidor de Bragg por más de 55 años.

*Ver más Elogios al VSM y a las Enseñanzas de Salud de Bragg en las páginas 117-122*

Recibimos cartas a diario en nuestro centro de operaciones de Santa Bárbara. Nos encantaría recibir una carta testimonio suya sobre cualquier bendición, curación y cambio que haya experimentado luego de seguir el Estilo de Vida Saludable de Bragg y este libro. Todo está al alcance de sus manos para estar en plena salud. Al seguir este libro, ¡puede cosechar más Súper Salud y una vida más feliz, vital y longeva! Nunca es demasiado tarde para comenzar. Hay estudios que muestran resultados asombrosos que fueron obtenidos por personas de 80 y 90 años (páginas 93-95). ¡Reciba milagros con una nutrición saludable, haciendo ayunos y ejercicios! No espere – ¡empiece ya!

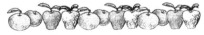

*Diariamente les enviamos a ustedes, y a su corazón, mente y alma, nuestras oraciones y amor.*

| 3 Juan 2 | | Génesis 6:3 |

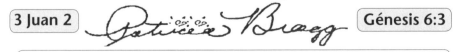

¡Pueden suceder milagros todos los días a través de la oración y la guía! – Patricia Bragg

Disfrute del sitio www.bragg.com y sígame en twitter@patriciabragg

# GALERÍA DE FOTOS BRAGG

Gracias por el Estilo e Vida Saludable Bragg que compartió conmigo y que comparte con millones de personas más en el mundo.

– John Gray, Ph.D.,
Autor

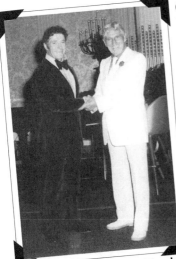

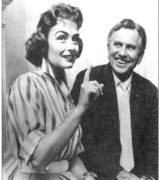

La actriz Donna Reed diciendo "La Salud es Primero" con Paul Bragg

Paul Bragg, Creador de las Tiendas de Alimentos Saludables, con su mejor estudiante Jack LaLanne, quien le da las gracias a Bragg por salvar su vida a los 15.

## PAUL C. BRAGG, ND, PhD.
Especialista en Alargar la Vida y Creador de las Tiendas de Alimentos Saludables

En la Escuela de Medicina leí los Libros de Salud del Dr. Bragg, cambiaron mi modo de pensar y el camino de mi vida. Fundé el Instituto Omega.
– Stephan Rechtschaffen, M.D.,
famoso desde 1977, *www.eomega.org*

He estado leyendo los Libros Bragg desde la escuela secundaria. Estoy muy agradecido por el estilo de vida saludable y admiro su cruzada de salud por un mundo más saludable. – Steve Jobs, Creador y CEO – Apple Computer

Paul Bragg con la actriz Gloria Swanson, quien se volvió una devota de Bragg a los 18. Gloria a menudo iba en las cruzadas de salud con Bragg.

¡Quiero agradecerle por enseñarme cómo tomar control de mi salud! Perdí 55 libras y me siento "grandioso"! Los Libros Bragg me han enseñado vitalidad, felicidad y cómo estar cercano a la Madre Naturaleza. Ustedes dos son verdaderos "Paladines de la Salud del Mundo". Gracias. – Leonard Amato

Perdí 102 libras con el Vinagre de Sidra de Manzana y el Estilo de Vida Saludable Bragg y las he mantenido abajo por más de 15 años, manteniéndome alejada de la harina blanca, el azúcar y otras comidas procesadas. – Dee McCaffrey, Química y Consejera de Dieta, Tempe, Arizona

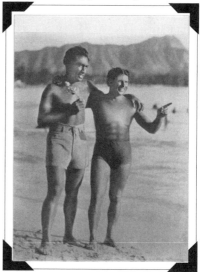

Paul Bragg con Duke Kahanamoku, el nadador olímpico que le enseñó a Paul a surfear. Su bella esposa Nadine fue la madrina de Patricia.

# GALERÍA DE FOTOS

Me ha recargado con esperanza, amor y aliento, lo cual se ha derramado de sus palabras. Ahora soy capaz de ayunar. Ciertamente ha mejorado mi vida!
– Marie Furia, NJ

Paul Bragg le debe su poderoso cuerpo y soberbia salud a vivir exclusivamente de alimentos vivos, vitales, saludables y orgánicos.

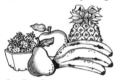

Paul C. Bragg y su hija Patricia fueron mi temprana inspiración de guía a mi educación en salud y carrera en salud. – Jeffrey Bland, Ph.D., Famoso Científico de la Salud

## PAUL BRAGG MANTENIÉNDOSE SALUDABLE Y EN BUENA CONDICIÓN

Paul Bragg en Tahití en 1925 recogiendo fruta bomba o papaya

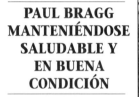

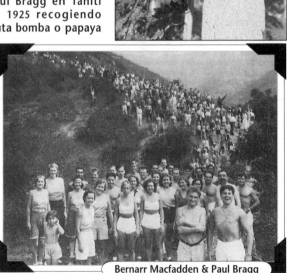

Bernarr Macfadden & Paul Bragg

Mil Estudiantes de Salud Bragg felices disfrutan del excursionismo, ejercicio y aire fresco en el camino al Monte Hollywood (por encima del Observatorio Griffith) en la bella California, verano de 1932.

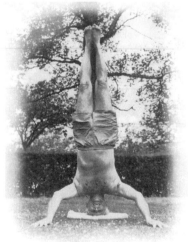

Paul C. Bragg
Regent's Park
Londres, Inglaterra

# GALERÍA DE FOTOS

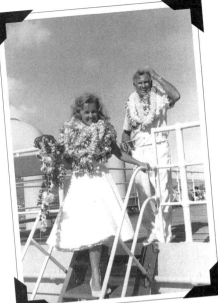

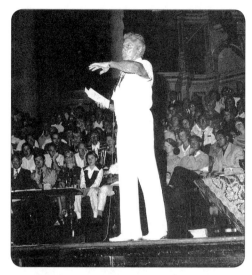

## PAUL Y PATRICIA BRAGG
## EN LAS CRUZADAS DE SALUD

Patricia y su padre Paul dejando Hawaii para ir a Tahití y a su viaje por el mundo en 1956.

Durante los cuarenta y tantos años que Patricia trabajó con su padre, ella estuvo ahí a la par de él, ayudándole en las Cruzadas de Salud Bragg en todo el mundo. Eran un equipo; cuando se les veía, se veían sólo a dos personas yendo en la misma dirección.

¡Nuestras vidas han dado un vuelco total! Nuestra familia se siente tan saludable que necesitábamos decírselo. – Gene y Joan Zollner, padres de 11, Washington

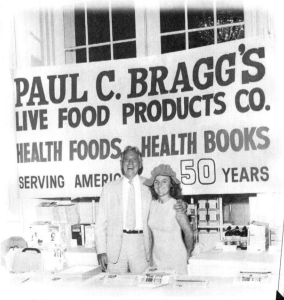

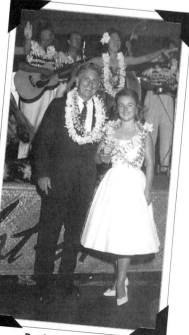

Paul C. Bragg con su hija, celebrando aquí más de 50 años de Productos, Libros, y Cruzadas para la Salud Bragg alrededor del mundo, difundiendo la Salud alrededor del mundo.
*El tiempo vuela – ¡pronto serán 100 años!* – P.B.

*Paul e hija Patricia,*
*Royal Hawaiian, Honolulú*

# GALERÍA DE FOTOS

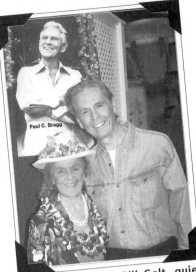

Patricia Bragg con Bill Galt, quien se inspiró con los Libros Bragg y fundó los Restaurantes Good Earth.

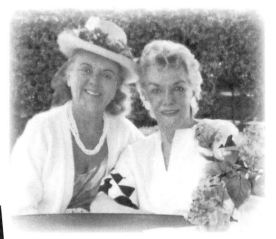

Patricia Bragg con la actriz Jane Russell. Estrella de Hollywood de los años 40 y 50 y la chica favorita de calendario de la Segunda Guerra Mundial. Actuó en: *Paleface,* con Bob Hope, *The Tall Men,* con Clark Gable, y en *Gentlemen Prefer Blondes* con Marilyn Monroe.

Jack LaLanne con Patricia Bragg

## ¡PATRICIA BRAGG CONTINÚA LA CRUZADA DE SALUD!

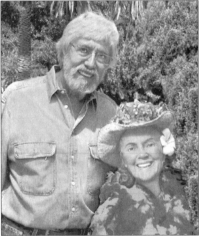

Patricia con Jean-Michel Cousteau, Explorador Oceánico y Ambientalista

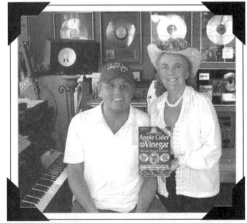

Patricia Bragg en el estudio con el famoso Beach Boy Bruce Johnson, seguidor de Bragg por más de 30 años. Él tocó para ella sus más recientes discos.

Queridos Amigos – ¡no pueden saber cuánto han impactado ya mi vida y a algunos de mis amigos! Amamos sus Libros Bragg de la Salud, enseñanzas y productos y ahora vivimos vidas más saludables y felices. ¡Gracias!
– Winnie Brown, Arizona

# PHOTO GALLERY

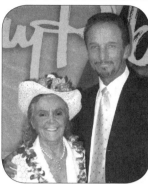

Patricia con Jay Robb

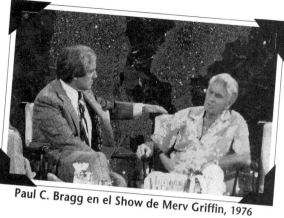

Paul C. Bragg en el Show de Merv Griffin, 1976

Paul Bragg me inspiró hace muchos años con *Miracle of Fasting* y con su filosofía sobre la salud. Su hija Patricia es un testamento al valor sin edad de vivir el Estilo de Vida Saludable Bragg. – Jay Robb, autor de *The Fruit Flush*

## PATRICIA Y PAUL BRAGG NUTRICIONISTAS DE LAS ESTRELLAS DE HOLLYWOOD

La increíble familia Duggar – "19 hijos y seguimos contando" (en TLC) son grandes admiradores Bragg. ¡Su relación de familia se basa en el respeto, amor y valores familiares cristianos! Lea su nuevo libro en *amazon.com: A Love That Multiplies*. Estamos muy emocionados de que la familia Duggar ame los Aminos Líquidos Bragg y el Vinagre de Sidra de Manzana.

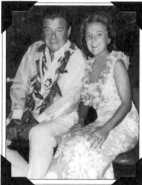

Arthur Godfrey con Patricia celebrando su cumpleaños

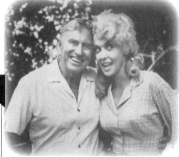

Paul Bragg y Donna Douglas, la mejor Chica Salud más talentosa y más bella de Hollywood. Ella hizo el papel de "Elly-May" en la serie Los Beverly Ricos, la cual se volvió una de las series más televisadas de la historia de la televisión, y fue el programa #1 en EE.UU. en sus primeros 2 años.

Paul Bragg con Maureen O'Hara, actriz de películas y cantante irlandesa. Ella era mejor conocida por las películas *Miracle on 34th Street, Rio Grande* y *The Quiet Man.*

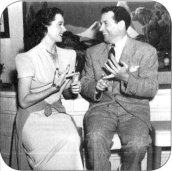

Paul con la actriz Jane Wyatt, actriz norteamericana ganadora de un Emmy. Se le conoce mejor por sus papeles en la película de 1937, *Lost Horizon* y la serie popular de televisión *Father Knows Best.*

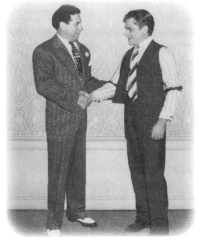

Paul Bragg con James Cagney, actor norteamericano de películas. Ganó premios importantes por una gran variedad de papeles. El American Film Institute lo catalogó de 8vo entre las Más Grandes Estrellas Masculinas de Todos los Tiempos.

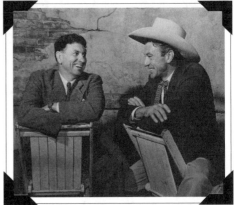

Paul C. Bragg con Gary Cooper, famoso actor de películas norteamericano, mejor conocido por sus muchas películas del Oeste.

La famosa actriz de Hollywood Cloris Leachman, quien brilla de salud, dice, "El Ayuno Bragg es simplemente maravilloso. Es mi solución a muchos problemas. Es de seguro una cura milagrosa . . . me curó el asma." ¡Alabo diariamente a Paul y Patricia Bragg por sus Cruzadas de Salud!

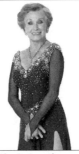

Cloris Leachman en el espectáculo *Dancing with the Stars.*

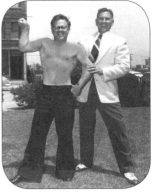

Paul con Mickey Rooney, actor de películas norteamericano y artista del espectáculo. ¡Ha ganado múltiples premios y ha tenido una de las carreras más largas que cualquier otro actor!

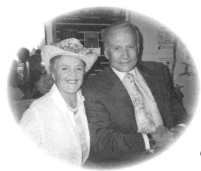

Patricia con el astronauta, celebrando más de 40 años desde que el piloto de Apolo 11 alunizó por primera vez.

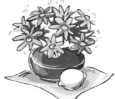

La bondad es un estado mental en el cual estamos alertas a cualquier oportunidad: de hacer, de mejorar, de dar, de compartir y de celebrar.
– Patricia Bragg

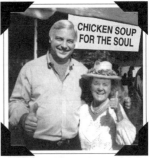

Patricia con Jack Canfield, seguidor de Bragg, Orador Motivacional y Coproductor de la serie Sopa de Pollo para el Alma (*Chicken Soup for the Soul*)

Soy un gran aficionado de Paul Bragg. Hago ayuno y uso los Aminos Bragg a diario sobre mis alimentos. Inclusive los llevo conmigo cuando viajo a los seminarios. ¡No podría estar sin ellos! ¡Tanto el mundo como yo hemos sido bendecidos con las enseñanzas sobre salud de Paul y Patricia Bragg! – Anthony "Tony" Robbins

1

# Milagroso Sistema de Salud Bragg del

# Vinagre de Sidra de Manzana

## con el Esquema del

## ESTILO DE VIDA SALUDABLE BRAGG

### para el Mejoramiento Físico, Mental y Espiritual
### – Vida Saludable y Vital hasta los 120

### Génesis 6:3

**PAUL C. BRAGG, N.D., Ph.D.**
Especialista en Prolongación de Vida

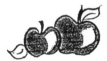

**PATRICIA BRAGG, N.D., Ph.D.**
Paladina de la Salud y Educadora de Estilo de Vida

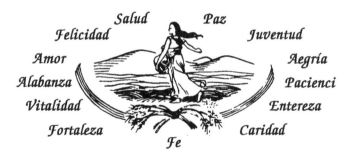

Salud    Paz
Felicidad        Juventud
Amor            Aegría
Alabanza            Pacienci
Vitalidad            Entereza
Fortaleza        Caridad
Fe

## CONVIÉRTASE

**en un Paladín Bragg De La Salud –
¡Por un Mundo 100% Más Saludable Para Todos!**

## HEALTH SCIENCE

**Box 7, Santa Barbara, California  93102  USA**

**Sitio Web: www.bragg.com**

# Milagroso Sistema de Salud Bragg del

# Vinagre de Sidra de Manzana

**PAUL C. BRAGG, N.D., Ph.D.**
Especialista en Prolongación de Vida

**PATRICIA BRAGG, N.D., Ph.D.**
Paladina de la Salud y Educadora de Estilo de Vida

Health Science, Box 7, Santa Barbara, California 93102
Teléfono (805) 968-1020, FAX (805) 968-1001
Correo Electrónico: braggbooks@bragg.com

Compras por Volumen: Empresas, Grupos Profesionales, Iglesias, Clubes, Recaudadores de Fondos, etc. Por favor comuníquense con nuestro Departamento de Ventas Especiales

**Para ver los Libros y Productos Bragg en línea,
visite nuestro sitio web: www.bragg.com**

 Este libro fue impreso en papel reciclado libre de ácidos,
lo cual salva miles de árboles.

**Primera Edición en Español MMXII**
**ISBN: 978-0-87790-047-4**

Publicado en los Estados Unidos de Norteamérica
HEALTH SCIENCE, Box 7, Santa Barbara, California 93102 USA

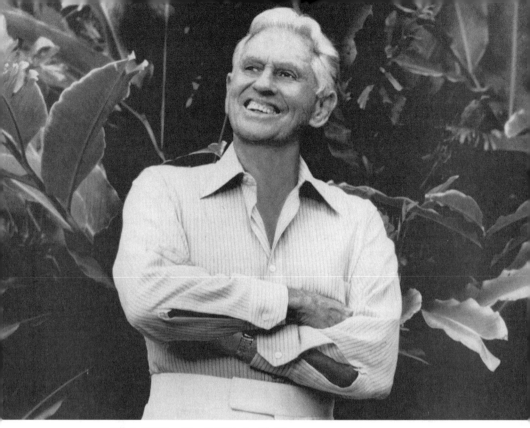

# PAUL C. BRAGG, N.D., Ph.D.

Principal Autoridad Mundial Sobre el Estilo de Vida Saludable

La hija de Paul C. Bragg, Patricia, y los maravillosos y saludables miembros del *Club Bragg Para una Vida Más Larga, Salud y Felicidad* se ejercitan diariamente en el precioso césped de Fort DeRussy, en la famosa Playa Waikiki en Honolulú, Hawaii. Observe al club ejercitándose en *www.BraggHawaiiExercice.com*. La membresía es gratuita y abierta a cualquiera que desee asistir cualquiera de las mañanas – de lunes a sábado, de 9 a 10:30 am – a los Ejercicios Bragg de Respiración Súper Poderosa, Salud y Condición Física. ¡Los sábados hay a menudo conferencias de salud sobre cómo vivir una vida larga y saludable! El grupo se conforma en promedio de 50 a 75 por día, dependiendo de la temporada. De diciembre a marzo, puede subir hasta a 125. Sus dedicados líderes han llevado a cabo la clase por más de 40 años. Miles han visitado el club de todas partes del mundo y han llevado la Cruzada Bragg de Salud y Condición Física a amigos y parientes de vuelta a casa. Si visita Honolulú, Hawaii, Patricia le invita a usted y a sus amigos a unírsele a ella y al club para disfrutar de una hermandad sana y saludable. También recomienda visitar las islas externas (Kauai, Hawaii, Maui, Molokai) para unas vacaciones saludables y satisfactorias.

*Para mantener una buena salud, peso normal, e incrementar la buena vida de salud radiante, alegría y felicidad, el cuerpo debe ser ejercitado adecuadamente (estiramiento, caminar, trotar, correr, andar en bicicleta, nadar, respiración profunda, buena postura, etc.) y nutrido de forma sabia con alimentos saludables.* – Paul C. Bragg

# ¡NECESITAMOS SU APOYO!

## Con su Apoyo, las Cruzadas Bragg de Salud Pueden Continuar Difundiendo las Enseñanzas de Paul C. Bragg

¡Por más de 80 años hemos compartido mundialmente las enseñanzas de Paul C. Bragg sobre vivir de forma saludable! ¡Millones siguen los principios del Estilo de Vida Saludable de Bragg y sus vidas han sido cambiadas para siempre! Todos los días hay personas que nos envían cartas, correos electrónicos y nos llaman, diciendo – *"¡Paul Bragg salvó mi vida!"*

*El antiguo Director de Salud Pública de los EE.UU. el Dr. C. Everett Koop, dijo que Paul Bragg había hecho más por la Salud de Norteamérica que cualquier otra persona de la que él tuviera conocimiento.*

**NUESTRA MISIÓN:** Divulgar la salud por el mundo e inspirar a la juventud y gente de todas las edades a lograr una salud óptima – física, mental y espiritualmente, y vivir vidas largas, productivas, felices y afectivas.

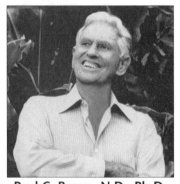

**Paul C. Bragg, N.D., Ph.D.**

Creador de las Tiendas de Salud
Especialista en Prolongación de Vida
Paladín de la Salud para el Mundo

Si su vida ha sido tocada y ayudada por las enseñanzas de salud Bragg, por favor ayúdenos a continuar con el Legado Bragg en este siglo 21 y más allá. Su donación deducible de impuestos al Instituto Bragg para la Salud *(Bragg Health Institute)* le brindará apoyo a nuestra misión de continuar con el Mensaje de Salud Bragg por el mundo e inspirar a generaciones futuras.

La obra no lucrativa y filantrópica del *Bragg Health Institute* le brinda fondos a las Cruzadas Bragg de Salud, salud comunitaria, conferencias sobre educación para la salud, seminarios de salud, y publicaciones sobre cómo vivir saludablemente. El Instituto lleva a cabo la difusión de la salud a los jóvenes en las escuelas, además de programas de enseñanza de cultivos orgánicos, y ayuda a patrocinar la investigación de ciencia de la salud y brindarles becas a estudiantes merecedores que quieren cursar profesiones en las ciencias de la salud natural.

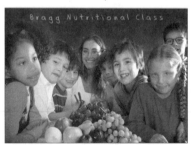

Difusión de enseñanzas Bragg a escuelas

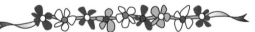

## ¡Por favor únase a nosotros para compartir el Legado de Salud Bragg!

*(Vea la siguiente página para mayor información)*

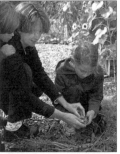

Becas Bragg

Programas de Enseñanza
para Cultivo Orgánico

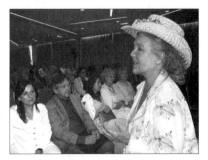

Patricia Bragg dando una conferencia
en los Seminarios Bragg de Salud

## SUEÑO DE SALUD CON UNA NUEVA VISIÓN DE SALUD

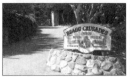
Entrada al Instituto de Salud

El Instituto Bragg de la Salud se encuentra ubicado en un bello Campus y Granja Orgánica de 120 acres en la costa de Santa Bárbara, California. Patricia Bragg y los directores del Instituto Bragg de la Salud lo han designado como la ubicación futura del más grande tributo en vida a la vida de Paul C. Bragg. El nuevo Instituto Bragg de la Salud se convertirá en un centro mundial para la educación e investigación sobre el estilo de vida saludable y orgánico. (Vea nuestro vídeo *Misión, Propósito y Visión para el Futuro* en la dirección *bragghealthinstitute.org*)

Usted también puede ser parte del legado duradero de Paul Bragg haciendo inscribir su nombre permanentemente sobre una de las rutas para caminatas educativas en la naturaleza o muros motivacionales que realzan la belleza natural del Campus y Granja Orgánica del Instituto Bragg de la Salud. O puede querer que su nombre sea inscrito en la Gran Entrada o en alguno de los salones en la Biblioteca Conmemorativa Bragg o en el Centro Educativo Bragg. Su nombre puede ser parte de su propio legado, puesto que será reconocido por las generaciones futuras como un gran Paladín de la Salud por su apoyo financiero a estos maravillosos proyectos de salud. Cuando miles de visitantes vean su nombre cada año, sabrán que usted ayudó a marcar la diferencia en el mundo.

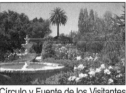
Círculo y Fuente de los Visitantes

### Algunos Proyectos Especiales de Salud en los Cuales se nos Puede Asociar

- ❏ DVDs del Estilo de Vida Saludable para Escuelas
- ❏ Becas para Futuros Médicos de Salud
- ❏ Educación Sobre Jardines de Hierbas Medicinales
- ❏ Biblioteca Paul Bragg y Jardines de Rosas
- ❏ Eventos y Programas Especiales de Salud

- ❏ Jardines para Enseñanza de lo Orgánico
- ❏ Cocina para Enseñanza de la Salud
- ❏ Centro de Educación para la Economía de la Salud
- ❏ Rutas para Caminatas Bragg en la Granja y Naturaleza
- ❏ Museo de Salud Bragg

— — — — — — — —*HACER UNA COPIA Y ENVIAR POR CORREO* — — — — — — — —

¡SÍ! Deseo ayudar a apoyar las Cruzadas de Salud Bragg haciendo una contribución al Instituto de Salud Bragg, una fundación 501(c)(3) sin fines de lucro, número de identificación fiscal #27-0983248. Sus contribuciones son deducibles de impuestos.

- ❏ Adjunto encontrará mi regalo deducible de impuestos de $_____
  - ○ Cheque    ○ VISA    ○ MC    ○ Discover
  - ○ $25   ○ $50   ○ $100   ○ $250   ○ $500   ○ $1,000   ○ $2,500   ○ $_____
- ❏ Por favor envíenme información sobre dónde puede estar mi nombre permanentemente inscrito en el Centro Bragg

Mi regalo es en honor de/memoria de _____

Por favor envíen notificación de este regalo a (nombre y dirección):_____

_____

Número Tarjeta Crédito:_____ Expiración ___/___

Firma:_____ Tarjeta: mes / año

Su Nombre                    POR FAVOR, USE LETRA IMPRENTA

Dirección                                                         Número de apartamento

Ciudad                              Estado          Código de Área (Zip Code)

( )
Teléfono                             Correo Electrónico

*Si está colaborando por medio de cheque, por favor hágalo pagadero a **Bragg Health Institute***
Envíe a: Box 7, Santa Barbara, CA 93102 USA • (805) 968-1020
**Para mayor información visite nuestro sitio web: bragghealthinstitute.org**
## Difundiendo la salud mundialmente desde 1912

# Becas de Estudio para la Salud Global Paul C. Bragg
## *Aquí hallará cartas de Aprecio de recientes Beneficiados*

Quiero expresar mi gratitud por su generosa donación. Su amable regalo me ayudará a promover la salud global en regiones golpeadas por la pobreza, enseñando medidas de higiene y abordando aspectos culturales de las prácticas de salud para mejorar la vida diaria. Es a través de la cooperación y entendimiento que podemos realmente marcar la diferencia en el mundo. Me siento muy emocionada de embarcarme en este viaje que ustedes han hecho posible. Gracias de nuevo por su generosidad.

**– Angela Barraza – Estudiante de Pregrado de la Universidad de Arizona**

---

En todos mis años de trabajar en la salud global una de mis mayores alegrías proviene de ser capaz de observar a los estudiantes eclosionar a medida que aprenden en este ambiente. *La Beca para la Salud Global Paul C. Bragg* le ha permitido a nuestra creciente organización de base ofrecer estas oportunidades. Mi más profunda gratitud a  usted por su compromiso con el sueño de su padre. Con sincera gratitud.

**– Dra. Tabatha Parker, ND; Natural Doctors International, Directora**

---

Muchas gracias por su amable apoyo en hacer posible mi participación con NDI. Tener una oportunidad para educar a los jóvenes no privilegiados sobre salud y sanidad tendrá un impacto inmesurable sobre las comunidades que servimos. De nuevo, muchas gracias. **– Francisco Lara García**
**– Estudiante de Pregrado de la Universidad de Arizona**

---

Quiero agradecerles profundamente por esta *Beca para la Salud Global Paul C. Bragg*. Ahora tengo la oportunidad de trabajar con otros compañeros que comparten la misma pasión por la salud global. Estoy sinceramente agradecida por su contribución Bragg y su dedicación a promover la salud. Esta experiencia se quedará conmigo por siempre a medida que continúe mi camino como estudiante, promotora de salud y humanitaria. ¡Gracias!

**– Leanne Trujillo - Estudiante de Pregrado de la Universidad de Arizona**

---

Quiero externar mi sincero agradecimiento y gratitud al otorgarme su maravillosa beca, esto me posibilitará llevar a cabo un programa de educación sobre la salud pública para jóvenes que complementará un programa médico naturopático  ya existente. No puedo expresar lo emocionada que estoy al ser una beneficiaria de la *Beca para la Salud Global Paul C. Bragg*

**– Ariel Sim – Estudiante de Pregrado de la Universidad de Arizona**

---

Gracias por permitirme la oportunidad de experimentar Natural Doctors International (NDI). Por medio de la Beca para la Salud Global Paul C. Bragg, el equipo del cual yo formaba parte ayudó a más de 200 personas de comunidades marginadas a obtener tratamiento médico naturopático muy necesario. Lo que la *Beca para la Salud Global Paul C. Bragg* proporciona va más allá de lo monetario. Gracias de nuevo. Atentamente suyo en la Salud,

**– Dr. Adam Friedman, ND**

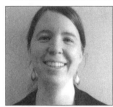

Quiero tomar esta oportunidad para agradecerle por honrarme con la *Beca para la Salud Global Paul C. Bragg*. Yo valoro su fuerte compromiso con la nutrición como empresa y sé que a su debido tiempo, la cultura norteamericana va a darse cuenta de lo crucial que es la nutrición para su salud y estado general de bienestar. Como profesional de la salud en ciernes quiero tocar a mis pacientes con este conocimiento sobre salud y plantar las semillas necesarias para cambios de estilo de vida positivos. En agradecimiento,
**– Maggie Luther, Estudiante ND de 4o Año, Universidad de Bastyr, Washington**

Escribo para ofrecer mis agradecimiento más sincero por escogerme como beneficiaria de *la Beca para la Salud Global Paul C. Bragg*. Se me motivó a detenerme y pensar hondamente en mi futuro rol como profesional de la salud holística. Esto le brinda significado a mi educación con respecto a una dieta y estilo de vida saludables. Aprecio profundamente que se me haya dado la oportunidad de continuar con este sueño.
**– Bethany Glynn, Universidad de Bastyr, Washington**

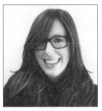

Gracias por su apoyo financiero. Como dietista registrada, planeo convertirme en una educadora certificada sobre diabetes, especializada en una dieta saludable sostenible y cambios en el estilo de vida. Esta beca me está ayudando a llevar a cabo mis metas futuras. Gracias de nuevo. Atentamente,
**– Jane Betzer, Universidad de Bastyr, Washington**

Muchas gracias por su generosa contribución a mi fondo para la educación. Su apoyo es muy valioso en la creación de un fuerte y holístico contingente de profesionales médicos, al cual me siento honrada de pertenecer. Atentamente,
**– Claire Graser, Universidad de Bastyr, Washington**

Muchas gracias por la *Beca para la Salud Paul C. Bragg*. Como Estudiante Médica Naturopática, me siento muy honrada de recibir apoyo financiero por mi educación. Faltándome sólo un año más en Bastyr, ¡me siento más y más emocionada de abrir una consulta Naturopática Orientada a Nutrición en un futuro cercano! Gracias de nuevo,
**– Kelly Borchert, Universidad de Bastyr, Washington**

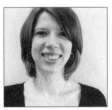

¡Fue en Hawaii donde empecé a darme cuenta de que las selecciones de estilo de vida no sólo pueden ser muy negativas para la salud y el bienestar, sino que también pueden ser un activo para el bienestar! Mi descubrimiento sobre la condición física y la salud se inició poco después de haber yo llegado a Hawaii a los 19, cuando conocí al pionero de condición física y salud Paul Bragg dando una clase de ejercicios gratuita 6 días a la semana en Playa Waikiki. Bragg inspiró mi futuro. – Kathy Smith, Hollywood, CA (*kathysmith.com*)
*¡Kathy ha vendido más vídeos de condicionamiento físico (más de 16 millones) que nadie!*

---

*Nunca destruyas los sueños de nadie; éstos son preciosos y tan raros como la vida misma. Las Becas Bragg ayudan a cumplir los sueños de los estudiantes de ser un Paladín de la Salud Bragg*

# EL INSTITUTO DE SALUD BRAGG EDUCA
## A LOS NIÑOS DE ESCUELA SOBRE LA BUENA NUTRICIÓN

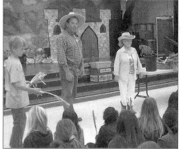

Estudiantes de la Escuela Foothill
con Patricia y el Granjero Sergio

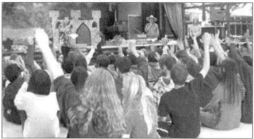

Los estudiantes de la Escuela Foothill tenían
muchas maravillosas preguntas para los
Expertos del Instituto Bragg de la Salud

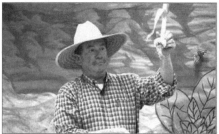

El Granjero Sergio enseñándoles
a los Estudiantes sobre el ajo
orgánico promotor de salud

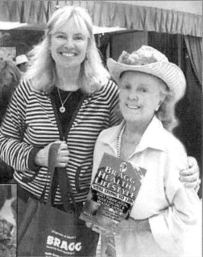

La profesora de 3er grado
(una admiradora de Bragg)
Jeannie DeTomaso con
la Dra. Patricia Bragg

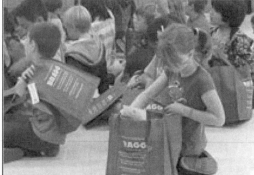

Estudiantes de la Escuela Foothill sosteniendo sus
Bolsas Verdes Especiales Bragg de la Salud llenas con
información sobre Salud y Nutrición y recetas saludables.

**El Instituto Bragg de la Salud** se está asociando con los distritos escolares Goleta Union y Santa Barbara para la educación de los estudiantes con respecto a la importancia de la buena nutrición y de comer productos orgánicos. El enfoque sobre la educación para la nutrición es enseñarle a los niños sobre la importancia de comer más frutas y vegetales y cómo juega la agricultura orgánica un rol importante en los alimentos vegetales saludables y amistosos con el ambiente. Nuestra meta es educar e inspirar a los niños en edad escolar sobre comer en forma saludable. Estamos planeando vídeos/DVDs, conferencias y visitas en toda la nación en un futuro cercano.

## VINAGRE DE SIDRA DE MANZANA ORGÁNICA – LA CLAVE PARA UN EXCELENTE SABOR, SALUD Y BELLEZA

**Por John Westerdahl, Ph.D., M.P.H., R.D., Educador en Salud, Director, Instituto Bragg de la Salud/Director, Ciencia Bragg de la Salud**

Millones de consumidores alrededor del mundo, conscientes de su salud, usan el Vinagre de Sidra de Manzana Orgánica Bragg todos los días. Las tres razones clave para que la mayoría de las personas use el Vinagre de Sidra de Manzana Orgánica Bragg son: usos culinarios, al adicionárselo a las comidas y recetas; para propósitos de salud y bienestar; como una ayuda natural para la belleza.

Por siglos, las virtudes del Vinagre de Sidra de Manzana han sido proclamadas por sus propiedades culinarias y curativas legendarias. El Vinagre de Sidra de Manzana le da gran sabor a todo tipo de alimentos y recetas. Es bien sabido entre los entusiastas de alimentos naturales y orgánicos que el Vinagre de Sidra de Manzana Orgánica es un eficaz remedio alimenticio natural para una variedad de problemas de salud y padecimientos. Los Científicos del Mundo de hoy continúan estudiando los beneficios nutricionales y de salud del Vinagre de Sidra de Manzana Orgánica. Cuando se aplica externamente, el Vinagre de Sidra de Manzana Orgánica es una ayuda maravillosa y eficaz para la belleza, haciendo que la piel luzca más joven y tenga una apariencia saludable y resplandeciente.

El Dr. Paul C. Bragg escribió el primer libro original de mayor venta nacional sobre los beneficios del Vinagre de Sidra de Manzana Orgánica. El libro que usted hoy sostiene en sus manos o está mirando en su pantalla es la edición más reciente y actualizada de ese texto original de hace años. Ha sido actualizado por la hija de Paul, la Dra. Patricia Bragg. El Milagroso Sistema de Salud Bragg del Vinagre de Sidra de Manzana Orgánica es el libro de mayor reconocimiento y el más leído sobre este tema hoy día. Contiene todo lo que usted necesita saber sobre los beneficios del Vinagre de Sidra de Manzana Orgánica. Disfrute leerlo. ¡Le cambiará su vida!

## El Dr. John Westerdahl Es Un Joven Paladín Paul Bragg de la Salud

El Dr. John Westerdahl es un Paul C. Bragg joven y dedicado, porque es un Verdadero Paladín de la Salud practicante. Ha difundido el mensaje de salud a través de todo Hawaii por medio de su programa de radio "La Nutrición y Usted", de sus conferencias y clínicas para la nutrición, el control de peso, dejar de fumar, dejar de usar drogas, y de su programa HEARTBEAT (Latido) el cual promovía una buena condición cardiovascular. El Dr. John fue previamente el editor de nutrición de la revista Veggie Life y su alcance en Norteamérica, sobre todo en Hawaii, ha mejorado la salud de millones. Él continúa difundiendo la salud con sus Cruzadas de Salud mundiales, programas de radio y televisión, y artículos en revistas.

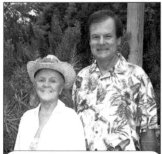

Patricia Bragg, N.D., Ph.D., con el Dr. John Westerdahl, Director del Instituto Bragg de la Salud

El Dr. John ha sido electo como uno de los diez jóvenes más sobresalientes de todo Hawaii. ¡Con toda justicia merece este alto honor pues es una persona dedicada, y ama ser un Paladín de la Salud! El Dr. John ha sido un seguidor Bragg desde que era un chico muy joven, y nosotros aquí en 'Ciencia Bragg' estamos muy orgullosos del Dr. John y le damos la bienvenida al Instituto Bragg de la Salud como su nuevo director. Instamos a más personas jóvenes a que se unan a esta Cruzada de Bienestar para situar de nuevo a Norteamérica donde debe estar, de nuevo como #1 en Salud y Condición Física, en vez de estar al final de la lista mundial. – Patricia Bragg

# VIDA SALUDABLE

## VINAGRE DE SIDRA DE MANZANA, LA CRUDA HISTORIA

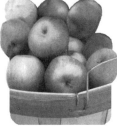

Todos en la industria de las películas de Hollywood y en el mundo de la moda de la Ciudad de Nueva York hablan sobre el Vinagre Crudo de Sidra de Manzana Orgánica Bragg, sobre todo después de haber sido enfáticamente recomendado en la reciente edición de la revista *First, for Women*, en un innovador artículo, "El Vinagre Enciende los Genes Quemadores de Grasa."

El artículo citaba nuevos y excitantes estudios que mostraban que el vinagre crudo de sidra de manzana orgánica lleno de enzimas puede mejorar las propiedades quemadoras de grasa del cuerpo al encender genes que podrían encender a su vez el sistema de oxidación de la grasa. El artículo declara que estrellas como Megan Fox, Fergie y Cindy Crawford "parece que ya han empezado a usar el vinagre de sidra de manzana para mantenerse delgadas".

Existe una razón por la cual hoy día y a través de la historia, el vinagre crudo y sin filtrar de sidra de manzana orgánica (o VSM) ha sido considerado un alimento poderoso para la salud.

Nadie ha hecho más para que este mensaje sea escuchado que la Dra. Patricia Bragg de Bragg Live Foods (Alimentos Vivos Bragg), quienes producen la marca de vinagre votada como #1: Vinagre Crudo Y Sin Filtrar De Sidra De Manzana Orgánica De Bragg.

Ya sea que usted busque energía, salud en sus articulaciones, alcalinizar su cuerpo, mejorar su digestión (al fin y al cabo, el verdadero vinagre de sidra de manzana es rico en enzimas) – usted sentirá la diferencia INMEDIATAMENTE – y una vez que la sienta, ¡se volverá un adepto del Estilo de Vida Saludable Bragg para toda la vida, como lo han hecho millones!

Pero, ¿qué es lo que tiene el vinagre crudo de sidra de manzana orgánica? Los científicos saben que este producto fermentado brinda cuantiosas cantidades de potasio de fácil absorción. Pero aún hay más.

Acudimos a la Dra. Patricia Bragg, autora del 'Milagroso Sistema de Salud del Vinagre de Sidra de Manzana', para saber más.

"La investigación en todo el mundo apoya a Hipócrates (el Padre de la Medicina), quien trataba a sus pacientes en el año 400 A.C., y descubrió que el VSM natural sin filtrar es un elíxir limpiador y curativo poderoso, además de ser un antibiótico y antiséptico que ocurre naturalmente, ¡el cual combate los gérmenes y bacterias para una vida más saludable, fuerte y longeva!", dice Patricia.

"La versatilidad del VSM como poderoso agente limpiador de cuerpos es legendaria. Se le ha encontrado inclusive en urnas egipcias que datan desde hace ya 3000 años A.C. Los habitantes de Babilonia lo usaban como condimento y preservante, mientras que la armada de Julio César usaba el tónico de VSM para mantenerse saludable y en buena condición física y repeler así las enfermedades. Los griegos y romanos tenían vasijas de vinagre para curar.

Inclusive Cristóbal Colón y su tripulación en su viaje a descubrir América en 1492, tenían sus barriles de vinagre para evitar el escorbuto, así como también los soldados de la Guerra Civil Norteamericana. Durante siglos en Japón, los temidos guerreros samurai lo tomaban para obtener fortaleza y poder. El VSM ha sido usado por miles de años, no sólo por razones de salud, pero también como un agente limpiador para eliminar bacterias, gérmenes, olores, e inclusive manchas.

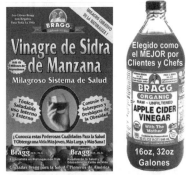

Re-edición de una destacada
Revista de Salud – *Vida Saludable*

X

# Contenido

En el año 400 A.C., Hipócrates, el Padre de la Medicina, trató a sus pacientes con el maravilloso Vinagre Crudo de Sidra de Manzana porque reconoció sus poderosas propiedades curativas y limpiadoras. Es un antibiótico y antiséptico que ocurre naturalmente y que combate gérmenes, virus, bacterias, inclusive el moho.

## Título

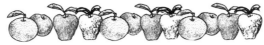

*"El que sacia de bien tu boca para que te rejuvenezcas como el águila"* – Psalms 103:5

*La felicidad no es dolor en el cuerpo ni preocupación en la mente.*
– Thomas Jefferson, Tercer Presidente de los EE.UU., 1801-1809

# Contenido

---

*Cuando usted le vende a un hombre un libro, no le vende sólo papel, tinta y goma, ¡le está vendiendo toda una nueva vida! Un verdadero libro contiene tanto el cielo como la tierra. ¡El verdadero propósito de los libros es inspirar a la mente a que piense por sí sola!*
– Christopher Morley, Reconocido Periodista y Poeta Norteamericano

xii

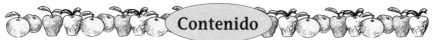

# Contenido

*Usted puede cambiar y mejorar la calidad de su salud*
*desintoxicando su cuerpo. ¡Inicie su Estilo de Vida Saludable Bragg hoy mismo!*

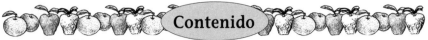

# Contenido

---

*En el año 400 A.C., Hipócrates, el Padre de la Medicina, trató a sus pacientes con el maravilloso Vinagre Crudo de Sidra de Manzana porque reconoció sus poderosas propiedades milagrosas curativas y limpiadoras. Es un antibiótico y antiséptico que ocurre naturalmente y que combate gérmenes, virus, bacterias, y toxinas corporales.*

---

*Debemos siempre mejorar, renovarnos, y rejuvenecernos;
de lo contrario, nos endureceríamos.* – Johann W. Goethe

# Contenido

*Un libro realmente grandioso me enseña que no se trata tan sólo de leerlo.
Debo dejarlo pronto y empezar a vivir su sabiduría.* – Henry David Thoreau

*Las tres letras más grandiosas en el alfabeto en inglés son N-O-W\*. No hay
momento como el presente. ¡Empiece YA!* – Sir Walter Scott, Scottish Poet, 18th C.

**Sus Hábitos Diarios Forman Su Futuro:** *los hábitos puede ser correctos o incorrectos,
buenos o malos, saludables o poco saludables, gratificantes o no gratificantes. ¡Los
hábitos, decisiones, acciones, palabras y obras correctas o incorrectas dependen de
usted! ¡Escoja sus hábitos sabiamente, pues ellos pueden sacarlo adelante o hundirlo!*
– Patricia Bragg, N.D., Ph.D., Campeona Pionera de la Salud

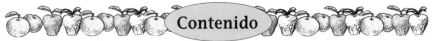

## Contenido

## DIEZ MANDAMIENTOS DE LA SALUD

*Respetarás y protegerás tu cuerpo como la más alta manifestación de tu vida.*

*Te abstendrás de toda comida no natural y desvitalizada, y de bebidas estimulantes.*

*Nutrirás tu cuerpo con sólo alimentos vivos, naturales, no procesados, para que...*

*Alargues tus años en salud para el servicio de amar, de ser caritativo y de compartir.*

*Regenerarás tu cuerpo con el balance correcto de actividad y descanso.*

*Purificarás tus células, tejido y sangre con comidas saludables, y con agua pura,*
    *aire limpio y luz del sol.*

*Te abstendrás de toda comida cuando estés indispuesto o mal de mente o cuerpo.*

*Mantendrás todos tus pensamientos, palabras y emociones puras, calmadas, amorosas y edificantes.*

*Incrementarás tu conocimiento de las Leyes de la Madre Naturaleza, las seguirás,*
    *y disfrutarás de los frutos de la labor de tu vida.*

*Te elevarás a ti mismo, a tus amigos y familia por obediencia fiel las Leyes Naturales*
    *y Saludables de Vida de la Madre Naturaleza y de Dios.*

## Plan de Estilo de Vida Saludable Bragg

- *Lea, planee, diseñe y lleve a cabo el estilo de vida para una salud suprema y longevidad.*
- *Subraye, resalte o doble las esquinas de las páginas a medida que encuentre pasajes importantes.*
- *El organizar su estilo de vida le ayuda a identificar qué es realmente importante en su vida.*
- *Manténgase fiel a sus metas de salud en forma diaria para una vida más saludable, longeva y feliz.*
- *Donde el espacio lo ha permitido, hemos incluido "palabras de sabiduría" de grandes mentes para motivarlo e inspirarlo. Por favor, háganos saber cuáles son sus citas favoritas.*
- *Escríbanos sobre sus éxitos luego de seguir el Estilo de Vida Saludable Bragg.*

# Milagroso Sistema De Salud Del Vinagre De Sidra De Manzana Bragg

## Las Poderosas Cualidades De Salud Del Vinagre De Sidra De Manzana Natural

La investigación en todo el mundo apoya y elogia lo que Hipócrates (el padre de la medicina), descubrió y con lo que trataba a sus pacientes en el año 400 A.C. ¡Descubrió que el vinagre natural de sidra de manzana (o VSM)* natural no destilado es un elíxir limpiador y curativo poderoso – un antibiótico y antiséptico que ocurre naturalmente, el cual combate los gérmenes, bacterias, hongos y virus – para una vida más saludable, fuerte y longeva!

La versatilidad del VSM como poderoso agente limpiador del cuerpo y agente reductor de peso es legendaria. Se le ha encontrado inclusive en urnas egipcias que datan de hace ya 3000 años A.C. Los habitantes de Babilonia lo usaban como condimento y conservador, mientras que la armada de Julio César usaba el tónico de VSM  para mantenerse saludable y en buena condición física y repeler así las enfermedades. Los griegos y romanos tenían vasijas de vinagre para curar y saborizar. Fue usado en tiempos bíblicos como antiséptico y agente curativo y es mencionado en la Biblia. En París, en la Edad Media, se vendía de barriles por vendedores callejeros como desodorante corporal, tónico curativo y deliciosa bebida de vinagre para mantener el cuerpo saludable y siempre joven.

Inclusive Cristóbal Colón y su tripulación en su viaje a descubrir América en 1492, tenían sus barriles de vinagre para evitar el escorbuto, como también lo hizo el Capitán Cook en sus barcos a los Mares del Sur. Ayudó a desinfectar y curar a los soldados de la Guerra Civil Norteamericana. Durante siglos en Japón, los temidos guerreros samurai lo tomaban para obtener fortaleza y poder. Los chinos llaman al vinagre "amigo" porque lo han usado por siglos para procesar las medicinas herbales. El VSM ha sido usado por miles de años, no sólo por razones de salud, sino también como un agente limpiador para eliminar bacterias, gérmenes, moho, olores, e inclusive manchas.

*El mejor vinagre es el Vinagre de Sidra de Manzana orgánico, crudo, sin filtrar, sin pasteurizar y con la "enzima madre", disponible en las tiendas de salud. Vea las últimas páginas del libro para mayor información.

## VSM – El Alimento Milagroso Perfecto de la Madre Naturaleza

El VSM natural (no destilado) orgánico y crudo puede llamarse uno de los alimentos más perfectos de la Madre Naturaleza, la primera medicina natural del mundo. Está hecho de manzanas frescas, trituradas, las cuales se dejan luego madurar naturalmente en barriles de madera para aumentar la fermentación natural. El VSM natural es de un rico color parduzco y, si se alza a la luz, se puede ver una formación diminuta de sustancias "parecidas a una telaraña" que llamamos la milagrosa "madre". Usualmente alguna "enzima madre" aparece en el fondo de la botella a medida que se añeja. ¡Nunca necesita refrigeración! También puede guardar un poco de "madre" y transferirla a otros vinagres naturales. Cuando usted huele el VSM natural, a menudo tiene un olor acre y a veces está tan maduro que le hace fruncir la boca y arder los ojos – estas son buenas señales naturales.

## El VSM Tiene Poderosas Cualidades de Salud Comprobadas

¡Los milagrosos nutrientes saludables que viven en la sustancia "madre" del VSM orgánico, sin filtrar y totalmente madurado, tienen poderosos beneficios de salud comprobados! Tristemente, los comerciantes destilan su vinagre para cumplir con la demanda del consumidor de que el vinagre tiene que ser claro. Al destilarlo, el vinagre se convierte en vapor por calentamiento. Por lo tanto, destruye las poderosas "enzimas madre" y saca por destilación los minerales dadores de vida como el potasio, fósforo, sodio orgánico natural, magnesio, azufre, hierro, cobre, flúor natural orgánico, silicio, oligoelementos, aminoácidos esenciales, y muchos otros poderosos nutrientes, incluyendo la pectina, una fibra que ayuda a reducir el colesterol malo y ayuda a regular la presión sanguínea. El VSM también ayuda a extraer el calcio de las frutas y vegetales, ayudando a mantener los huesos fuertes. La destilación también destruye los ácidos málicos y tartáricos naturales que son importantes para combatir las toxinas corporales e inhibir las bacterias no amistosas.

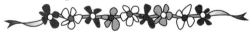

*El Vinagre Crudo de Sidra Orgánico con la "Enzima Madre"
es uno de los mejores desintoxicantes corporales. ¡Puede considerarse
una gran ayuda para alcanzar la fuente de la juventud!*

*La nutrición afecta directamente el crecimiento, desarrollo, reproducción y bienestar de la condición física y mental de un individuo. La salud depende de la nutrición más que de cualquier otro factor individual.* – Dr. William H. Sebrell, Jr.

El VSM también está cargado de potasio. ¡Los estudios han mostrado que el potasio ayuda a evitar la caída del cabello, dientes y uñas quebradizas, sinusitis, rinorrea, deshechos tóxicos en el cuerpo, y la atrofia del crecimiento! El betacaroteno en el VSM ayuda a combatir los dañinos radicales libres y descompone la grasa no deseada para ayudar en el mantenimiento del peso corporal. El VSM también contiene ácido málico, el cual alivia las infecciones bacterianas y por hongos, además de que disuelve los depósitos de ácido úrico que se forman alrededor de sus articulaciones adoloridas. (Ver páginas 28-29, 42-43)

## Las Manzanas Son Ricas en Potasio y Enzimas

"Por día una manzana es cosa sana" es un adagio que le es familiar a millones. Tiene mucho sentido común. La manzana es uno de los grandes alimentos saludables de Dios. Las manzanas contienen enzimas, boro, hierro, minerales, oligoelementos, fibra soluble como pectina, y una buena fuente de potasio, el cual es a los tejidos blandos del cuerpo lo mismo que el calcio es a los huesos y tejidos más duros. El potasio es el mineral de la juventud; es el "suavizador de arterias" que ayuda a mantener las arterias del cuerpo flexibles y elásticas. Combate las peligrosas bacterias y virus, y ayuda a disolver la grasa. Sí, cuando uno dice "Por día una  manzana es cosa sana", ¡es en realidad buena medicina popular de antaño, repleta de sentido común, para una salud vibrante para toda la vida! Desde el Jardín del Edén, la manzana ha jugado un papel vital en nuestro destino. Las personas han comido manzanas por miles de años. Quienes comen manzanas tienen un cierto buen estado de salud que quienes no comen manzanas nunca alcanzan.

Las manzanas son frutas deliciosas que la mayoría de las personas disfruta comer, pero consideramos que la manzana orgánica es algo que va más allá de lo buena que es para comer. El potasio es el mineral clave en la constelación de minerales; ¡es tan importante para todos los seres vivientes que sin él no habría vida! La mayoría de los seres humanos es deficiente en potasio (página 8) y se refleja en sus tejidos celulares y a través de todo su cuerpo. Mire alrededor suyo. ¿Cuántas personas ve que tengan el súper brillo de la salud de las manzanas?

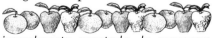

*La fruta #1 universalmente aceptada, la manzana, es popular en toda América y alrededor del mundo. Los primeros colonizadores de Norteamérica, los pioneros, trajeron las manzanas a Norteamérica en los 1600s, y cada uno se convirtió en un Johnny Appleseed\*, iniciando manzanales que eventualmente se diseminaron por toda Norteamérica.*

**\***Johnny Appleseed: Pionero que sembraba árboles de manzana a medida que avanzaba en su viaje. (N. del T.)

## Millones Sufren de Deficiencia De Potasio

Millones de los que viven en la civilización de hoy día comiendo sus alimentos procesados y comercializados tienen una deficiencia de potasio. La piel y el tono muscular son malos. La piel no se adhiere firmemente al marco de hueso del cuerpo. Líneas y arrugas surcan la cara y cuello.

Una señal es el excedente de piel fofa que cuelga sobre los ojos. Si continúa la deficiencia de potasio, progresarán también los párpados caídos y prolapsados. Pronto, estas personas estarán viendo a través de hendijas en vez de a través de ojos bien abiertos. Miles han recurrido a cirugía de ojos para remediar los párpados caídos, los cuales cuelgan y reposan sobre las pestañas, causando estrés ocular y dolores de cabeza, etc. Si un cirujano oftalmólogo sugiere una cirugía correctiva para remediar esto, la compañía de seguros usualmente la paga. Es un procedimiento local ambulatorio. Es prudente que sea un cirujano ocular certificado. Las personas equivocadamente culpan a su edad por sus párpados caídos, cambios en la piel y falta de tono muscular.

Pero la verdad es . . . ¡que usted debe tener potasio para formar y mantener tejidos saludables! Si usted no obtiene la cantidad requerida de potasio diariamente, pronto se verá y se sentirá de mucha edad. ¡Este envejecimiento prematuro se debe usualmente a una deficiencia en potasio y a un estilo de vida poco saludable!

Sucede igual en su jardín de flores y vegetales. El potasio es necesario para la producción saludable de las sustancias que le dan rigidez a los tallos de las plantas e incrementan su resistencia a las muchas enfermedades que las atacan. El potasio es también el poderoso elemento que convierte a las semillas en plantas y bellas flores por medio del desarrollo progresivo. Si las plantas se vuelven deficientes en potasio, detienen su crecimiento. Si la deficiencia de potasio no se corrige, ¡la planta lentamente se marchitará, se tornará amarilla, y morirá! Lo mismo sucede con los animales y seres humanos con deficiencia de potasio: se da una degeneración lenta que lleva a la muerte de las células, y luego a la muerte de la vida misma.

*Paul Bragg habla sobre los Milagros del Vinagre en una Granja Familiar cuando Joven: Largos años de investigación me han comprobado que el vinagre de sidra de manzana natural es una potente fuente de potasio. Yo fui criado en una granja grande. En esta granja, cultivábamos muchas variedades de manzanas. Yo comía muchas manzanas. Cada año, mi padre hacía vinagre de sidra natural de manzana y lo almacenaba en toneles de madera. En nuestra mesa usábamos este vinagre natural de sidra de manzana y a nuestra gran familia le encantaba.*

## ¡A los Alimentos y Harinas Refinadas se les Elimina el Potasio Vital, Por Lo Que Provocan una Mala Salud!

**Granos despojados:** El molinero refina y procesa los granos para obtener una harina blanca que se mantiene por años . . . ¡y que se convierte en el báculo de la muerte! Incluso los insectos tienen más sentido común – ¡no lo comen porque ha sido despojado de su potasio y cualidades vitales!

**Chocante pérdida de potasio y nutrientes al fabricar la harina blanca:** Al moler el trigo, el molinero desecha en el refinado 25 elementos alimenticios importantes, incluyendo aminoácidos vitales, vitamina E, afrecho, las ricas vitaminas del complejo B, y potasio. El ganado al que se le da de comer el grano refinado, sin el potasio y sin el germen, muere temprano de insuficiencia cardiaca.

**Mientras más refinen las comidas y las dejen sin potasio, más enfermos se pondrán los norteamericanos:** Las personas gastan dinero, tiempo y energía y pierden su salud cuando están enfermos. El plan de salud #1 debería ser enseñarles a los norteamericanos cómo vivir un estilo de vida saludable que mantenga la salud comiendo correctamente y con buenos hábitos de vida. ¡Una nutrición saludable creará huesos que durarán toda la vida, células que resisten la enfermedad, y arterias que se mantienen saludables, libres de colesterol y sin taponamientos!

5

## La Deficiencia De Potasio Puede Atrofiar El Crecimiento Y Disminuir La Expectativa De Vida

Hemos disfrutado haciendo más de 10 expediciones científicas de salud alrededor del mundo, estudiando la longevidad y crecimiento de varias razas de personas. Encontramos áreas donde la capa superficial o humus del suelo tenía deficiencia de potasio y las personas que vivían de los alimentos cultivados en este suelo deficiente en potasio tenían tendencia hacia un crecimiento atrofiado y bajas expectativas de vida. Los pigmeos de África tienen crecimiento atrofiado y bajas expectativas de vida. Lo mismo es cierto de los esquimales del ártico. En su dieta diaria, no obtienen del todo la cantidad requerida de potasio y otros minerales que son tan importantes para el crecimiento, salud y larga vida.

*El hombre es el amo único y absoluto de su destino por siempre. Lo que ha sembrado en sus épocas de ignorancia, deberá invariablemente cosechar; cuando obtenga iluminación espiritual, le tocará sembrar lo que decida y cosechar de acuerdo con ello. – Geraldine Coster*

*No hay riqueza mayor que la salud del cuerpo. – The Bible*

## Los Niños y Adultos con Discapacidad Mental Sufren de Deficiencia de Potasio

Hemos estudiado muy de cerca la relación entre los niños y los adultos con discapacidad mental y la deficiencia de potasio. Hace muchos años, mi padre trajo a casa tres niños para su estudio y observación. Tres veces al día – mañana, mediodía y noche – los niños tomaban la bebida de VSM (1 cucharadita de VSM y 1 cucharadita de miel cruda, ambas ricas en potasio, en un vaso de agua destilada). Papá puso a los tres niños a vivir el Estilo de Vida Saludable Bragg, el cual les proporcionó cantidades extra de potasio. Diariamente se les daba suplementos de minerales/vitaminas múltiples, y niacina regularmente (50 mgs – vitamina B3). En 3 semanas, la mente de estos niños se volvió más alerta. Luego de vivir en nuestra casa menos de un año, ¡fueron capaces de reanudar sus estudios con niños de su misma edad!

Otro estudio asombroso – trajimos a casa tres adultos mentalmente discapacitados. Luego de ponerlos en la rutina del VSM además de vivir el Estilo de Vida Saludable Bragg, ¡eran económicamente independientes en menos de un año!

## La Deficiencia de Potasio Produce Senilidad

Alrededor del mundo, hay millones de personas seniles y prematuramente viejas. Muchos no saben sus propios nombres, ni pueden reconocer su familia o amigos más cercanos. Apenas sí existen. Puede parecer que se han degenerado a tal grado que tratar de salvarlos es casi una labor sin esperanza, ¡pero por favor inténtelo! ¡Sentimos que pueden ser reestablecidos a vidas útiles si les purgan los venenos tóxicos del cuerpo y se corrigen sus deficiencias nutricionales (nutrientes, potasio página 8, y niacina, etc.)!

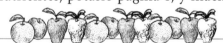

*El potasio es el mineral clave en la constelación de minerales; es tan importante para todo ser viviente que sin él no habría vida. El Vinagre Crudo de Sidra de Manzana Orgánica de Bragg es una fuente rica en potasio.*

*A través de su contacto con la medicina del campo, a como fue practicada por 300 años en Vermont, nuestro amigo, el Dr. D.C. Jarvis declaró que el potasio en su combinación natural con otros oligoelementos es tan esencial al proceso metabólico en toda forma de vida en la Tierra, ¡que sin él no habría vida! Tomar VSM promueve una química sanguínea rica en potasio que ayuda a mantener suaves los tejidos corporales, flexibles y ayuda a prevenir el endurecimiento de las arterias.*

# Milagros con el Potasio

Hace unos años, seleccionamos a cuatro personas seniles que sentíamos podían ser ayudadas. Los pusimos a vivir el Estilo de Vida Saludable de Bragg, con la bebida de VSM y comidas saludables ricas en potasio. De los cuatro, pudimos salvar a tres de ellos. Los tres dejaron la casa de convalecencia en la cual habían estado confinados, y se volvieron saludables, felices y autosuficientes. Dos de ellos tuvieron recuperaciones asombrosas. ¡Uno de ellos volvió a ser constructor a los 83 años y el otro a sus 80 y tantos reanudó su carrera de contador!

Muchas personas seniles sufren de un sistema arterial obstruido. El potasio es a los tejidos blandos como el calcio es a las estructuras duras. El potasio entra en las arterias obstruidas y apelmazadas y limpia el óxido y la suciedad, así como el agua de vinagre limpia la mugre de los vidrios de las ventanas (página 113). Nadie puede pensar claramente con las arterias obstruidas de colesterol y venenos tóxicos.

El potasio bien puede ser llamado el gran detergente de las arterias. El potasio frena los procesos de endurecimiento y obstrucción que causan daño letal a todo el sistema cardiovascular. El VSM orgánico y crudo contiene el milagroso potasio que hace que la carne de los animales de granja sea más saludable y más tierna. Hay pocas dudas, en cuanto al hombre y al animal, de que la función principal del potasio es mantener los tejidos suaves, saludables, y flexibles, ¡y ayudar a evitar los ataques cardiacos y las apoplejías!!

**La deficiencia de potasio es una causa que comprobadamente contribuye a muchas enfermedades, incluyendo:** *artritis, piedras en los riñones, fibrilación atrial, insuficiencia de las glándulas suprarrenales, enfermedad celíaca, presión arterial alta, enfermedad de las coronarias, colitis ulcerativa, hipotiroidismo, síndrome de intestino irritable, enfermedad de Alzheimer, esclerosis múltiple, miastenia grave, enfermedad de Crohn, lupus, aterosclerosis, diabetes y apoplejía.*
– Linda Page, N.D., Ph.D., Healthy Healing (sitio web: healthyhealing.com)

*Cada hombre es el constructor de un templo llamado cuerpo . . . Todos somos escultores y pintores y el material que usamos es nuestra propia sangre y carne y huesos. Cualquier nobleza comienza inicialmente para refinar las características de un hombre, y cualquier mezquindad o voluptuosidad para brutalizarlas.*
– Henry David Thoreau

**Corte la Placa Arterial con VSM:** *Un estudio de una Red de Noticias Corporativa Japonesa (Japanese Corporate News Network – JCNN) encontró que una ingesta regular de VSM (3 cucharaditas o más por día) puede reducir significativamente el nivel de colesterol en sangre.*

# Signos Corporales de la Deficiencia de Potasio

Dolores de huesos y músculos, especialmente la parte baja de la espalda.

El cuerpo se siente pesado, cansado, y es todo un esfuerzo moverse.

Dolores punzantes al pararse luego de agacharse.

Mareo al enderezarse luego de inclinarse hacia adelante.

Dolores sordos por la mañana o cuando se está bajo estrés.

Cabello opaco, descolorido que carece de brillo y lustre.

Picazón o resequedad del cuero cabelludo. Puede haber caspa, adelgazamiento prematuro del cabello, o calvicie.

El cabello no es manejable, se enreda, a menudo se ve como paja, y a veces está extremadamente grasoso y a veces muy reseco.

Hay comezón de ojos; se sienten adoloridos y molestan, y se ven acuosos e inyectados en sangre. Además, los párpados pueden estar granulados y tener un material blancuzco recolectándose en las esquinas.

Los ojos se cansan muy fácilmente y no enfocan como deben.

El más leve esfuerzo lo cansa mentalmente y físicamente.

Pérdida de agilidad mental e inicio de un estado de confusión, lo que hace que las decisiones sean difíciles de tomar. La memoria falla, haciendo que se le olviden nombres y lugares que debería recordar fácilmente.

Se pone irritable con facilidad e impaciente con miembros de la familia, amigos y personas queridas, y hasta con sus conocidos de negocios y sociales.

Se siente nervioso, deprimido, con la mente nublada, y le es difícil hacer las cosas debido a la fatiga mental y muscular. Aun el más leve esfuerzo puede dejarlo exhausto, alterado y temblando.

A veces siente helados los pies y manos, aun en clima caluroso, lo cual es señal de deficiencia de potasio.

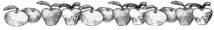

*En el año 400 A.C., Hipócrates, el Padre de la Medicina, trató a sus pacientes con el maravilloso Vinagre Crudo de Sidra de Manzana porque reconoció sus poderosas propiedades milagrosas curativas y limpiadoras. Es un antibiótico y antiséptico que ocurre naturalmente y que combate gérmenes, y bacterias corporales.*

*El potasio es el mineral clave en la constelación de minerales; es tan importante para todo ser viviente que sin él no habría vida. El Vinagre Crudo de Sidra de Manzana Orgánica de Bragg es una fuente rica en potasio.*

## El Papá de Paul Usaba el VSM Para la Fatiga Crónica

Mi padre era un espléndido granjero y muchas veces lo veía agregarle VSM al alimento y agua de animales enfermos (ganado, caballos, ovejas, perros, gatos, aves, etc.) y actuaba como magia. El VSM parecía poseer un ingrediente milagroso que ayudaba a restaurar la salud de los animales. Vea la página 115 para más consejos sobre mascotas saludables.

El médico más cercano estaba a 32 millas de nuestra casa. Si necesitábamos un médico, teníamos que viajar en caballo y calesa por millas de caminos de tierra quebrados. Por lo tanto, en nuestro hogar, desarrollamos remedios sencillos de autosanación, y el vinagre de sidra de manzana jugaba un papel muy importante.

Recuerdo que mi padre trabajaba muchas horas durante la época de cosecha. Se levantaba mucho antes del amanecer y no se retiraba sino hasta bien entrada la noche. Yo lo observaba entrar en la cocina, poner dos cucharaditas colmadas de miel en un vaso, agregar dos cucharaditas de vinagre crudo de sidra de manzana, rellenar el vaso con agua y sorberlo despacio.

Yo le preguntaba, "Padre, ¿por qué tomas vinagre de sidra de manzana, miel y agua?" Mi padre respondía, "Hijo, el trabajo en la granja es muy duro y largo. Puede producir extrema fatiga corporal. Lo que sea que contenga esta bebida de vinagre, agua y miel me alivia esa fatiga crónica."

Mi padre definitivamente tenía la razón. Había un ingrediente en esa bebida que renovaba su vitalidad y lo aliviaba de la fatiga crónica y la rigidez. Ese ingrediente era el potasio, además de las poderosas enzimas, minerales y oligoelementos que se encuentran en el vinagre crudo de la sidra de manzana orgánica.

La mayoría de las personas hoy día, cuando trabajan duro, recurren a todo tipo de estimulantes para aliviar su fatiga crónica: alcohol, té, café, bebidas de cola y pastillas estimulantes, y otras drogas adictivas, peligrosas y poco saludables.

El buen consejo de mi padre cayó en jóvenes oídos. No fue sino hasta años más tarde que caí en la cuenta de que mi padre era un hombre muy listo al usar miel cruda y vinagre crudo de sidra de manzana, rico en potasio, para combatir la fatiga crónica.

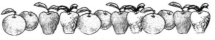

*Que el alimento sea tu medicina, y la medicina tu alimento. La naturaleza cura: el médico es únicamente un asistente de la naturaleza.* – Hippocrates

# Paul Bragg Es Devuelto a la Salud

A los 12 años fui sacado de mi afanosa vida en la granja y enviado a estudiar en una costosa academia militar como regalo por haber salvado de ahogarse a un hombre rico. ¡La comida de esa institución gradualmente quebrantó mi salud! La poco saludable dieta de alimentos azucarados, refinados, sobrecocinados y muertos arruinaron mi salud. Me hicieron caer víctima de una enfermedad debilitante, la tuberculosis.

En ningún momento vi en la mesa de la academia militar nuestro maravilloso VSM ni miel cruda. No fue sino hasta que conocí a ese gran sanador, el Dr. Rollier, en su sanatorio de salud en Suiza donde recuperé mi salud, que me puse en contacto de nuevo con los milagros del VSM y de la miel*, ¡ambos ricos en potasio esencial! ¡Le debo una gran parte de mi recuperación al vinagre de sidra de manzana y a la miel, por ser ambos luchadores persistentes contra gérmenes y toxinas! Cada mañana se me daba la misma bebida que mi padre tomaba para obtener energía y salud. El Dr. Rollier nos instaba a ponerles vinagre de sidra de manzana a todas nuestras ensaladas de vegetales y verduras al vapor. También nos instaba a comer abundantes vegetales crudos y frutas frescas todos los días, por ser los purificadores de la Madre Naturaleza. Era un sabio médico natural con mentalidad dirigida hacia la salud y sabía lo valiosos que son el potasio y las frutas y vegetales crudos para mantener el 100% de la salud.

Me curé de la tuberculosis en un 100% en menos de dos años luego de limpiarme y reconstruirme con una dieta natural balanceada, respiración profunda correcta, ejercicios y la luz del sol de los Alpes. ¡Mi cura fue vivir de forma saludable! He sido un ferviente usuario del VSM orgánico y crudo y de la miel cruda desde entonces. En nuestras enseñanzas y escrituras de salud Bragg, hemos siempre defendido el uso de esta milagrosa fuente de potasio.

Fue en Suiza donde empecé a cumplirle mi anterior promesa a Dios, de que si yo me curaba, ¡me convertiría en campeón de la salud y dedicaría mi vida a compartir el mensaje de bienestar y salud con el mundo! Cuando terminé mi educación, ¡inicié de una vez a tiempo completo con las cruzadas para un mundo más saludable! (Vea las páginas de atrás con la Biografía Bragg).

---

*La miel cruda *tiene nutrientes milagrosos (vitaminas, potasio, enzimas, etc.). Es un antibiótico y antiséptico que ocurre naturalmente. La medicina del Antiguo Egipto promocionaba la miel como un cura-todo natural y esencial, enumerando 500 remedios con miel. Hipócrates, el padre de la medicina, recetaba la miel pues combate las bacterias y úlceras, bloquea la infección, combate la inflamación, reduce el dolor, mejora la circulación, estimula la regeneración de tejidos, acelera la cura y reduce las cicatrices. ¡El VSM y la miel juntos son la cura perfecta de la naturaleza!* – benefits-of-honey.com

## Criar Niños Saludables es Importante

Los niños, nietos y bisnietos de la familia Bragg han sido criados todos bajo el Estilo de Vida Saludable Bragg. Se nos enseñó a mantenernos en perfecta salud para que los tejidos del cuerpo permanecieran suaves y tiernos y con elasticidad y salud. Esta forma correcta de comer nos permite llegar a los años tardíos de la vida con piel de aspecto juvenil, oído agudo, ojos agudos y brillantes, y una salud mental, emocional, y física perfecta, para una vida larga, útil, saludable, plena y feliz.

## Cinco Generaciones de Saludables Bragg Agradecen Usar el Vinagre de Sidra de Manzana

Desde su nacimiento, todos los niños Bragg han usado el VSM. ¡Se lo dieron a sus hijos y ahora sus nietos se lo están dando a los bisnietos! Todos usamos VSM junto con el Aceite de Oliva Orgánico Bragg en nuestras ensaladas. Los ponemos ambos sobre nuestras verduras al vapor (repollo, acelgas, col, col rizada, espinacas, hojas de mostaza, hojas de remolacha, brócoli, colecitas de Bruselas, y coliflor) y los usamos con muchas otras comidas.

Millones de nuestros estudiantes alrededor del mundo han usado VSM y ni una sola vez ha reportado nadie una reacción negativa por haberlo usado. De hecho, ¡elógielo todo lo que pueda! Usted verá también pronto los beneficios de usar el VSM Bragg y seguir el Programa del Estilo de Vida Saludable Bragg.

## Milagros con el Vinagre de Sidra de Manzana

Los miembros de la familia Bragg siguen el Estilo de Vida Saludable Bragg. Han aprendido las lecciones de la buena nutrición y de los milagros del VSM para ellos mismos y sus animales. Los niños se impresionaron cuando el Granjero Bragg cocinó una gallina vieja para la cena. La carne de la gallina vieja era dura y no sabía bien. Esto es lo que le sucede a las aves y el ganado vacuno cuando tienen deficiencia de potasio. La carne humana sufre los mismos problemas.

---

**Paul Bragg dice...¡La Vida Es Emocionante Cuando Puedes Ayudar A Otros!**
*Yo fundé el movimiento de salud y le di origen, nombre e iniciación a la primera Tienda de Alimentos para la Salud. Luego, a través de las Cruzadas de Salud Bragg, inspiré a cientos de estudiantes Bragg a abrir las primeras Tiendas de Alimentos Saludables en sus áreas a través de toda Norteamérica y luego alrededor del mundo. ¡Es emocionante y gratificante vivir una vida de servicio ayudando e inspirando a otros a vivir un estilo de vida saludable! ¡Dios me ha bendecido!*

Para probarle a los niños de forma contundente que el vinagre de sidra de manzana y la miel deben ser parte importante de su nutrición diaria, les seleccionaba otra gallina vieja para la cena. Esta vez, alimentaba a esa gallina vieja con VSM fielmente dos veces al día, por diez días. Ellos notaban lo suave que estaba – exactamente como una gallina joven y hasta pedían repetir. *(P.D. ¡Muchos de los miembros de la familia Bragg son ahora felices vegetarianos prósperos de corazón saludable!)*

## Estudio Exitoso de la Vida Eterna del Dr. Carrel

El científico ganador del premio Nobel, el Dr. Alexis Carrel del Instituto Rockefeller de Nueva York, en 1912 mantuvo las células de un corazón de embrión de pollo vivas y saludables por más de 35 años monitoreando diariamente su completa nutrición, limpieza y eliminación. ¡La vida promedio de un pollo es de 7 años!

Al embrión de pollo se le dio vinagre de sidra de manzana diariamente para que obtuviera su cuota total de potasio. El Dr. Carrel definitivamente le probó al mundo entero que el cuerpo tiene una semilla de vida eterna. Él pudo haber continuado con este experimento indefinidamente para darle al embrión de pollo inmortalidad, pero sintió que 35 años probaban el punto de que el hombre se mata a sí mismo con los hábitos equivocados de comer en demasía y de vivir un estilo de vida poco saludable. ¡Este estudio nos muestra la importancia de la nutrición, de la limpieza y de cómo el vinagre de sidra de manzana es vital a la vida, salud y longevidad! Sitio Web:

*nobel prize.org/nobel_prizes/medicine/laureates/1912/carrel-bio.html*

Recientemente, se hizo un formidable estudio en longevidad con lombrices de tierra. Al monitorear su ingesta de comida, y luego reduciéndola a lo que era nutricionalmente necesario, estas lombrices multiplicaron su duración de vida (parte inferior de la página 80). Los resultados de éstos y muchos otros estudios han revelado la clave para una vida más larga. Muchos científicos no conocen razón alguna por la que estos mismos principios no puedan ser aplicados a todos. Inclusive hoy día, ¡los Hunzas de la región de Cachemira y los Georgianos de Rusia llevan vidas activas hasta los 120 años y más!

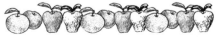

*El principio más sólido de crecimiento se encuentra en la elección humana.*
– George Eliot

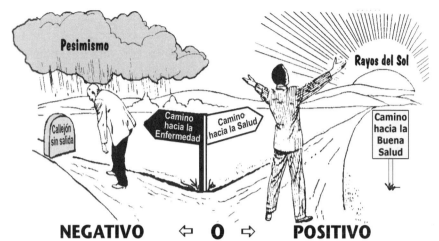

## NEGATIVO ⇦ O ⇨ POSITIVO
### La Decisión de Cuál Camino Tomar es Totalmente Suya

*Usted y solamente usted es quien decide llegar a un callejón sin salida o vivir un estilo de vida saludable para obtener una vida larga, saludable, activa y feliz.* – Paul C. Bragg

## Más Beneficios de Salud del VSM Crudo y Orgánico

Uno de los más grandes beneficios del VSM es que desintoxica tanto el torrente sanguíneo como varios órganos del cuerpo. El VSM funciona como purificador, descomponiendo la mucosidad grasa y la flema. Además evita que su orina se vuelva demasiado alcalina, ayudando así a sus órganos vitales – riñones, vejiga e hígado. El VSM también ayuda a promover un flujo sanguíneo saludable a su corazón, cerebro y a todo su cuerpo.

Otros increíbles beneficios del VSM son el alivio del estreñimiento, dolores de cabeza, artritis, indigestión, diarrea, eccema, ojos irritados, fatiga crónica, intoxicaciones por alimentos leves, así como presiones arteriales altas y síntomas de acidez gástrica o pirosis.

Los animales y las mascotas se pueden beneficiar grandemente de ingerir el VSM Bragg: desde gatos, perros hasta loros, pollos, caballos, vacas, etc. Repele insectos como pulgas, garrapatas y mosquitos; alivia los problemas de la piel y de los oídos; evita los desórdenes intestinales; reduce el exceso de peso; promueve un pelaje brillante y saludable; elimina el olor de la orina de gato y además ¡puede hasta hacer desaparecer el olor de los apestosos zorrillos!

¡Déjenos asegurarle que no hay nada en este maravilloso, orgánico y crudo VSM que pueda dañar su cuerpo! La gente nos pregunta sobre los méritos y beneficios del VSM. Refiérase al interior de la portada para una lista de los milagros que puede hacer y ha hecho por siglos. Lea los testimonios de las páginas a-f, 18, 20, 26, 29, 38-39, 41-42, 117-122.

## El VSM Mata Gérmenes, Virus, Hongos y Bacterias

Estudios recientes muestran que una solución sola de vinagre al 5% mata el 99% de las bacterias, el 82% del moho común y el 80% de los gérmenes y virus. Es un gran combatiente de gérmenes y virus en los hogares, cocinas, baños, y en hospitales, laboratorios, etc. Algunos lo mezclan con agua para lavar las ventanas, puesto que elimina los residuos y los mantiene brillantemente limpios, así como hace con el cuerpo. El Vinagre de Sidra de Manzana tiene cientos de usos, y su versatilidad es legendaria como agente limpiador y desodorizante poderoso en el hogar, libre de químicos dañinos. (Ver consejos de limpieza – páginas 111 a 115.)

## ¿Por Qué Ha Desaparecido De Los Estantes De Las Tiendas De Abarrotes El Vinagre De Sidra De Manzana Natural?

La culpa de la desaparición del vinagre de sidra de manzana natural y crudo de los supermercados recae en los hombros del público en general, así como de los productores de vinagre. Muchas personas compran sus alimentos con sus ojos, y no pensando en la buena nutrición. Los productores de vinagre fallaron al no informarle al público sobre las poderosas cualidades de salud encerradas en el VSM natural. ¿Por qué? Porque no sabían los valores para la salud del VSM natural, crudo, orgánico, sin filtrar, turbio (para algunos, de apariencia menos atractiva) con la "madre". Produjeron vinagres pasteurizados, refinados y destilados porque el público lo prefería así. El satisfacer la oferta y demanda vigentes trágicamente eliminó los beneficios de salud milagrosos e invaluables de la "madre".

## Poderosas Cualidades de Salud que Eliminaron

No podemos culpar totalmente a los productores de vinagre. No son nutricionistas, ni son bioquímicos. Su negocio es darles a los clientes lo que piden. Muchas personas compran vinagre para dar sabor, además de encurtir y marinar los alimentos. Algunas mujeres lo usan luego del champú como enjuague porque deja el cabello muy limpio, más suave y más fácil de manejar.

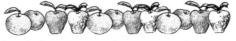

*Las leyes de la salud son inexorables; ¡vemos a las personas decaídas*
*y apagadas en el auge de sus vidas porque no se les presta atención!*
– Paul C. Bragg, N.D., Ph.D., Campeona Pionera de la Salud

## Los Vinagres Comerciales Son Verdaderas Tragedias

Luego vino la verdadera tragedia: ¡un químico de alimentos produjo una imitación de vinagre a partir de alquitrán de hulla! Se veía limpio, blanco y sabía a vinagre. Hoy día es el vinagre más popular en los supermercados. Es más barato que el vinagre destilado o el vinagre de malta. La mayoría de las personas compran estos vinagres sin valor. No hay nada bueno de estos vinagres comerciales, excepto que se ven limpios y saben a vinagre. ¡No tienen ningún valor con respecto a la salud! No contienen los valores saludables del VSM orgánico, crudo con la madre. Hecho triste: millones alrededor del mundo nunca reciben los beneficios de salud de este vinagre natural de sidra de manzana orgánica como lo usó el sabio Médico Hipócrates en el año 400 A.C. Muchas personas tienen la idea preconcebida de que el vinagre de sidra de manzana es dañino para el cuerpo. ¡Más bien, son los vinagres destilados, pasteurizados, filtrados, de malta y sintéticos, y muertos que deben ser evitados para el consumo humano!

## Los Maravillosos Beneficios Internos del Vinagre de Sidra de Manzana

## Purifique sus Células Eliminando del Cuerpo los Peligrosos Desechos Tóxicos

Los venenos tóxicos son la causa de la mayor parte de los problemas en el cuerpo humano. La mayor parte de las personas no tienen la suficiente fuerza vital para proveerles a los órganos de eliminación la fuerza para eliminar los desechos normales del cuerpo. Las toxinas se quedan y se alojan en las articulaciones y órganos del cuerpo. Tenemos un nombre para cada síntoma que nos da dolor y problemas. Ciertos desechos tóxicos que son dañinos para todo el cuerpo son tornados inofensivos por la sustancia milagrosa en el VSM crudo y orgánico con las poderosas *enzimas madre*. Los científicos llaman a esta acción protectora *acetólisis*.

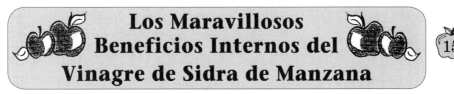

*El hombre es enteramente responsable de su naturaleza, elecciones y estilo de vida.* – Jean-Paul Sartre

*El secreto de la longevidad es comer y vivir inteligentemente.* – Gaylord Hauser

*Cada paciente lleva a su propio médico dentro suyo.* – Albert Schweitzer, M.D.

# Vinagre De Sidra De Manzana Para La Purificación Corporal

¡Es tiempo de hacer cambios en la vida cuando uno se siente muy mal y pareciera no tener el Poder de Empuje Humano ni la Fuerza Vital para hacer las cosas en la vida que son necesarias! ¡Es momento de purgar los desechos tóxicos que le roban la energía y le causan problemas, los cuales están obstruyendo su maquinaria y órganos de eliminación! Los productos de desecho descompuestos por este proceso VSM son purgados. Recuerde, sus órganos principales de eliminación son el intestino, pulmones, piel y riñones. ¡Ellos son sus fieles sirvientes! Trabajan duro las 24 horas del día para desintoxicar y purgar los desechos tóxicos. ¡Muchas veces estos órganos eliminatorios necesitan ayuda, y ahí es donde entra en acción la bebida de VSM para ayudar!

Siga el programa diario de VSM. Además, agregue una cucharadita de VSM a 6 onzas de jugo de tomate sin sal o de jugo de vegetales frescos (zanahoria y vegetales de hoja verde) y tome entre comidas, diariamente. Asegúrese de hacer un ayuno de limpieza por semana (página 83) y siga fielmente el Estilo de Vida Saludable de Bragg, el cual es explicado a través del libro en detalles completos y simples.

## El VSM Diluye Las Toxinas Causantes De Cáncer

La pectina, una fibra soluble en el vinagre ayuda a diluir las grasas de la dieta causantes de cáncer en el colon antes de que puedan ser absorbidas. De hecho, los estudios muestran que una dieta de alto contenido de fibra puede matar a las células cancerígenas del colon. El Vinagre de Sidra de Manzana no es un cura-todo; sigue siendo importante comer una gran variedad de frutas ricas en antioxidantes y vegetales para reducir todos los cánceres.

### Coma Mucho Repollo Crudo – Milagrosa Cura Limpiadora

*El repollo (crudo) tiene propiedades increíbles. Estimula el sistema inmune, mata las bacterias y los virus, cura las úlceras, y, de acuerdo con el Dr. James Balch en "Prescription For Cooking and Dietary Wellnes", sus oportunidades de contraer cáncer de colon pueden reducirse en un 60% comiendo repollo semanalmente. El Dr. Saxon-Graham declara que aquéllos que nunca consumen repollo era tres veces más propensos a desarrollar cáncer de colon. Un estudio japonés muestra que las personas que comen repollo tenían la tasa de fatalidad más baja de cualquier cáncer. También se le han atribuido beneficios terapéuticos al repollo en relación al escorbuto, gota, reumatismo (artritis), enfermedades de los ojos, asma, piorrea, y gangrena. Ver Receta de Ensalada Saludable de Vegetales Orgánicos Crudos de Bragg en la página 72. Amamos el repollo y también hacemos diversos emparedados envueltos en sus hojas en vez de pan. ¡Estos 'wraps' de repollo son tan deliciosos!*

*El vinagre fue otorgado el galardón "Alimento de la Semana" por sus propiedades curativas y limpiadoras y por sus elementos anticancerígenos. – The Vinegar Institute*

## Para la Arritmia y Fortalecimiento Cardiaco

El corazón, un gran músculo y su bomba principal, ¡usa grandes cantidades de potasio para mantenerse fuerte y en funcionamiento para toda su vida! Es el músculo que trabaja más duro en el cuerpo (ver abajo). Debe tener una fuente constante y continua de poder y energía para continuar latiendo. El VSM contiene un químico natural que se combina con el combustible del corazón para hacer que el músculo cardiaco sea más fuerte y ayuda a normalizar la presión arterial y el colesterol. ¡Estudios recientes muestran que el VSM ayuda a eliminar la peligrosa placa arterial! Para ayudar en la arritmia (página 19) tome Orotato de Magnesio, el combo cardiaco compuesto de CoQ10, Ácido Fólico, B6 y B12. Además, disfrute de sus tres cocteles VSM básicos diarios. (Ver receta en la página 71).

## El VSM Es Bueno Para el Corazón

A medida que nos hacemos más viejos, nos volvemos más susceptibles a enfermedades que atentan contra la vida. De acuerdo con la Asociación Estadounidense del Corazón, más o menos uno de cada cuatro adultos tiene presión sanguínea alta. En vez de recurrir a la medicación, el Vinagre de Sidra de Manzana puede ayudar en la prevención de la presión alta. La Asociación Estadounidense del Corazón descubrió que el potasio baja la presión sanguínea y la hipertensión.

El vinagre de sidra de manzana (hecho de manzanas naturales y frescas) contiene pectina, una fibra soluble, la cual ayuda a bajar el colesterol sanguíneo. La fibra soluble ayuda a reducir el colesterol ligándolo con la fibra, la cual su cuerpo luego elimina. Esto reduce los riesgos de trastornos cardiacos, tales como infartos y accidentes cerebro-vasculares.

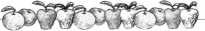

*Todos los días el corazón promedio, su mejor amigo, late 100,000 veces y bombea 2,000 galones de sangre para nutrir a su cuerpo. En unos 70 años, eso suma más de 360 millones de (fieles) latidos. ¡Sea bueno con su corazón y viva el Estilo de Vida Saludable Bragg para una larga, feliz y saludable vida! He aquí Génesis 6:3 para usted.* – Patricia Bragg, ND, PhD.

**Consejo Sabio de Salud del Dr. Dean Ornish:** *Tendemos a pensar que los avances en la medicina son del orden de una nueva droga, una nueva técnica quirúrgica, un nuevo láser, algo de alta tecnología y caro. A menudo se nos dificulta creer que las elecciones más sencillas que hacemos en la dieta y el estilo de vida todos los días pueden hacer una diferencia tan grande en la calidad y duración de nuestras vidas, pero la mayor parte de las veces es así. Mi programa de salud consiste de cuatro componentes principales: ejercicio, nutrición, manejo del estrés, amor e intimidad, y estos cuatro promueven no sólo vivir más, sino mejor.* – ornish.com.

# El VSM Ayuda A Normalizar La Presión Sanguínea

Los ácidos naturales de los alimentos servidos junto con proteínas animales están diseñados para reducir la influencia espesante de la sangre de estas proteínas pesadas. Para que la sangre circule libremente a través del cuerpo, debe estar bien líquida. Cuando la sangre se espesa, ejerce demasiada presión sobre el corazón. La presión sanguínea entonces sube y empiezan más problemas de salud. Recuerde, la sangre debe circular por todo el cuerpo a través de las arterias, vasos sanguíneos y diminutos capilares. Es imposible que la sangre circule libremente a través de estas tuberías como cabellos cuando está espesa por comer demasiadas comidas con proteínas pesadas, grasas, aceites endurecidos, etc.

Hace muchos años, conocimos a una mujer con una presión sanguínea altísima. La pusimos en un programa de ayuno con Vinagre de Sidra de Manzana, miel y agua por 2 días y sin nada más de comer esas 48 horas. Se tomaba un cóctel de VSM 5 veces al día, más 5 vasos de agua pura destilada – un total de 10 vasos. ¡En 48 horas, su presión sanguínea había bajado a estar casi normal! El zumbido en sus oídos se había detenido, y sus dolores sordos de cabeza se detuvieron. Luego de un periodo corto comiendo correctamente (sin sal, azúcar, grasas saturadas, té, café, etc.) y combinado con el Estilo de Vida Saludable Bragg, Ayunos y el Programa de Vinagre de Sidra de Manzana, ¡su presión sanguínea era normal y se sentía vuelta a nacer!

*Los estudios muestran que un régimen de una aspirina al día puede tener riesgos: presión sanguínea alta, colesterol alto, diabetes, obesidad, tintineo en los oídos (tinnitus), pérdida de la audición, úlceras estomacales, y sangrado interno peligroso. – AMA Journal & AARP*

*Empecé a tomar el VSM de Bragg y en cuestión de días noté que mi presión sanguínea había bajado de forma increíble. Les conté a todos mis amigos de la comunidad y compré una botella de VSM de Bragg para amigos cercanos. – Dr. Qasim Hussain Shah, Malaysia*

*La evidencia muestra que el Vinagre Crudo, Orgánico de Sidra de Manzana ha mostrado bajar la presión sanguínea y fortalecer el músculo del corazón porque actúa como un adelgazante de la sangre, removedor de placa, y reduce el riesgo de accidentes cerebro-vasculares y de infartos. También contiene potasio y enzimas importantes, las cuales son vitales y necesarias para mantener al corazón y torrente sanguíneo saludables.*

*Miles de personas cada año pagan miles de dólares para pruebas de tecnología de avanzada para conocer su riesgo de enfermedad cardiaca. Sin embargo, los expertos dicen que los vegetales frescos y una membrecía en un club de salud pueden ser mejores compras que adquirir pruebas de laboratorio. Las personas que tienen una dieta baja en grasas y colesterol, y alta en alimentos de plantas, que no fuman, y que se ejercitan regularmente, y mantienen su peso y presión sanguínea en un rango normal son menos propensas a tener un infarto que aquéllas que no toman precauciones. – Harvard Health Letter • www.health.harvard.edu*

## Hábitos Saludables Del Corazón Para Una Vida Larga Y Vital

Recuerde, las comidas vivas y orgánicas hacen personas vivas. Somos lo que comemos, tomamos, respiramos, pensamos, decimos y hacemos. Por lo tanto, coma una dieta baja en grasa, baja en azúcar, alta en fibra de granos orgánicos e integrales, ensaladas frescas, brotes, vegetales de hojas verdes, vegetales, frutas, semillas crudas, nueces, jugos frescos, y agua libre de químicos, purificada o destilada.

Gánese su comida con ejercicios diarios, puesto que el ejercicio regular, caminar rápido, etc. mejora su salud, aguante, poder de empuje, flexibilidad, resistencia, y ayuda a abrir el sistema cardiovascular. ¡Sólo 45 minutos al día pueden realmente hacer milagros por su corazón, arterias, mente, nervios, alma y cuerpo! ¡Usted se revitaliza con nuevo brío para vivir y para lograr sus metas de vida!

Estamos hechos de tubos. Para ayudar a mantenerlos abiertos, limpios y con buena eliminación, agregue una cucharadita de polvo de cáscara de psyllium o de salvado de avena diariamente – una hora luego de las comidas a los jugos, tés de hierbas, inclusive a la Bebida de Vinagre Bragg. Otro modo de evitar tuberías obstruidas diariamente es agregar 1-2 cucharaditas de gránulos de lecitina de soya (emulsificador de grasa – se derrite como si fuera mantequilla) sobre papas, vegetales, sopas y jugos, etc. También tome una cápsula de cayena (40,000 HU) diariamente con una comida. Tome de 50 a 100 mgs de niacina (B3) de liberación regular con una comida al día para ayudar a limpiar y abrir el sistema cardiovascular; también mejora la memoria. Puede que haya enrojecimiento de la piel, pero no se preocupe por esto, ¡significa que está funcionando! Luego de que el colesterol baje a 180, tome la niacina sólo dos veces por semana.

El corazón necesita nutrientes balanceados saludables, por lo que debería tomar suplementos alimenticios multivitamínicos y multiminerales, Omega-3 y ayudantes del corazón extra – vitamina E con Tocotrienoles mixtos, vitamina C, Ubiquinol CoQ10, D3, MSM, D-Ribosa, ajo, cúrcuma, selenio, cinc, beta caroteno y aminoácidos: L-Carnitina, L-Taurina, L-Lisina, y Prolina. El ácido fólico, CoQ10, B6 y B12 ayudan a mantener el nivel de homocisteína bajo. El Orotato de Magnesio, el Extracto de Baya de Espino ayudan a aliviar las palpitaciones, arritmia, corazones seniles y enfermedad coronaria. La enzima Bragg (Braggzyme) contiene enzimas sistémicas (nattokinasa y serrapetasa) para ayudar a adelgazar y mantener así la sangre, previniendo así coágulos peligrosos. Tome enzimas multidigestivas y probióticos con las comidas – ayudan en la digestión, asimilación y eliminación.

Para problemas al dormir, pruebe 5-HTP Triptófano (un aminoácido), melatonina, calcio, magnesio, valeriana en cápsulas, extracto o té, la bebida de vinagre de Bragg y el té de hierbas para dormir. Para la artritis o dolor/rigidez en las articulaciones, pruebe el jugo o gel de aloe vera, la Braggzyme (enzima Bragg), cápsulas e inyecciones del combo de Glucosamina-Condroitina-MSM, que ayudan a curar y regenerar. La loción de capsaicina y DMSO ayuda a aliviar el dolor.

Use antioxidantes increíbles – Tocotrienoles E, C, Quercetina, extracto de semilla de uva (PCOs o por sus siglas en inglés OPCs), CoQ10, selenio, SOD, Resveratrol, Ácido Alfalipoico, etc. mejoran el sistema inmunológico y ayudan a purgar los peligrosos radicales libres que hacen estragos en las tuberías cardiovasculares y en la salud. La investigación muestra que los antioxidantes promueven la longevidad, enlentecen el envejecimiento, combaten las toxinas, ayudan a prevenir las enfermedades, el cáncer, las cataratas, el 'jet lag' o síndrome de husos horarios, y el cansancio extremo.

## Pruebas de Salud Cardiaca Recomendada

- **Colesterol Total:** Adultos: 180 mg/dl es lo óptimo; **Niños:** 140 mg/dl o menos
- **LDL Colesterol:** 100 mg/dl o menos es lo óptimo
- **HDL Colesterol:** Hombres: 50 mg/dl o más; **Mujeres:** 65 mg/dl o más
- **Triglicéridos:** 100 mg/dl o menos (lo óptimo es 70-85)
- **Proporción HDL/Colesterol:** 3.2 o menos • **Proporción Triglicéridos/HDL:** menor a 2
- **Homocisteína:** 6-8 micromoles/L
- **CRP (Proteína C-Reactiva de alta sensibilidad):**
  Menor a 1 mg/L riesgo bajo, 1-3 mg/L riesgo medio, más de 3 mg/L riesgo alto
- **Pruebas de Riesgo Diabético: Glucosa:** 80-100 mg/dl • **Hemoglobina A1c:** 7% o menos
- **Presión Sanguínea:** 120/70 mmHg se considera un resultado óptimo para adultos

## Cómo Combatir La Diabetes Con El VSM

Tomar VSM antes de una comida es beneficioso para las personas con diabetes. Más de un millón de norteamericanos son pre-diabéticos y 1 de cada 5 personas actualmente tienen diabetes. Estudios recientes muestran que tomar de 1 a 2 cucharaditas de VSM antes de las comidas ha probado bajar dramáticamente los picos de insulina y glucosa en la sangre. ¡Estos picos también pueden causar Enfermedad Cardiaca en personas con Diabetes Tipo 2!

## El VSM Ayuda a Normalizar los Niveles de Azúcar en Sangre

El número de norteamericanos con Diabetes Tipo 2 se espera incremente en un 50% en los próximos 25 años. Un estudio llevado a cabo en el Departamento de Nutrición de la Universidad del Estado de Arizona, liderado por Carol Johnson, Ph.D., R.D. y sus colegas, mostró que cuando el Vinagre de Sidra de Manzana se toma con una comida, es eficaz para ayudar a mejorar los niveles de glucosa sanguínea e insulina reduciendo el Índice Glicémico de las comidas. Esta investigación fue publicada en Diabetes Care* el diario oficial de la Asociación Estadounidense de Diabetes. Esta investigación confirma los beneficios que puede tener el Vinagre de Sidra de Manzana para diabéticos y para perder peso.

Los autores concluyeron que, "Estos datos indican que el vinagre puede mejorar significativamente la sensibilidad de la insulina posprandial en sujetos resistentes a la insulina . . . por lo tanto, el vinagre puede crear efectos fisiológicos similares a la acarbosa o metformina (dos medicamentos importantes para la diabetes)."

"No todos los vinagres fueron creados iguales. El Vinagre de Sidra de Manzana Orgánico de Bragg está hecho de manzanas frescas, orgánicas, y trituradas y luego maduradas en toneles de madera. Es más suave al paladar y mucho más saludable que otros vinagres. El vinagre de sidra de manzana es saludable porque está cargado con muchos minerales, vitaminas y es rico en potasio. El Vinagre de Sidra de Manzana ayuda a balancear el balance vital ácido/alcalino del cuerpo. ...Haga Como Yo – ¡Tome la Bebida de Vinagre de Manzana de Bragg 3 veces al día!"
– Julian Whitaker, M.D., Health & Healing Newsletter • drwhitaker.com

Yo era diabético y mi azúcar sanguíneo estuvo descontrolado por un año. Estaba desesperado y leí sobre su bebida de VSM. La probé y ahora mi azúcar en sangre es normal. ¡Estoy sorprendido y asombrado! – Don Hess, Quincy, IL

*Diabetes Care, Volumen 27, Número 1, Enero 2004
(Diario Oficial de la Asociación Estadounidense de Diabetes)

## El Milagro VSM Para el Sobrepeso

Las personas nos preguntan si el VSM las hará delgadas. Ayuda a balancear la química corporal y normaliza el peso corporal. Hemos estado usando el programa VSM en la familia Bragg por más de cinco generaciones, ¡y nos ha traído maravillosos resultados para nuestra salud y nuestros cuerpos delgados!

Más de un tercio de los norteamericanos está tratando de perder peso. Más de cuarenta billones de dólares se gastan por año en programas y productos de dieta. Más que una dieta yoyo, ¡estas personas necesitan el Estilo de Vida Saludable Bragg y el VSM! Por favor, tenga presente que el VSM no va a reducir el peso de una persona que no controla su ingesta de comida. Pero la bebida de VSM y una saludable dieta de 1,200 calorías diarias, más ejercicio regular hará milagros para reducir el exceso de peso**\***. Tome esta bebida purgadora de grasa de VSM tres veces diarias (página 71). Además, el Centro de Investigación de Dietas (Diet Research Center) en Inglaterra reportó esto: *"mejor reducción y efecto reafirmante con el masaje diario con VSM (mezcla: 3 partes de VSM Orgánico de Bragg y 1 parte Aceite de Oliva Orgánico de Bragg) que ayuda a reducir la grasa y la celulitis".*

Además de esta saludable bebida de VSM, debe haber una dieta reductora saludable. (Lea el libro El Milagro del Ayuno – *Miracle of Fasting* – de Bragg para más información sobre reducción.) Esto significa que todos los productos y bebidas refinadas, procesadas, azucaradas y

### Vinagre de Sidra de Manzana Orgánico: Un Método Más Seguro Para Perder Peso

*¡Los supresores químicos del apetito y las ayudas para la dieta están inundando el mercado! Muchos han causado serios problemas de salud, ¡inclusive la muerte! Millones siguen buscando maneras más naturales de perder las libras no deseadas, y el Vinagre de Sidra de Manzana está realmente obteniendo resultados. La pectina que se encuentra en las manzanas es uno de los beneficios atribuidos a la correlación entre el VSM y la pérdida de peso. La pectina, una fibra natural, ayuda a limpiar el tracto digestivo, ¡además de que la naturaleza ácida del VSM ayuda a estimular la respuesta corporal que quema la grasa almacenada que acelera la pérdida de peso!*

**\*** *Mi Plan de Eliminación de la Grasa usa el Vinagre de Sidra de Manzana Crudo de Bragg como ingrediente principal para sazonar e inclusive para cocinar alimentos. Encontramos que se normaliza el azúcar en sangre y los individuos pueden digerir proteína mucho más efectivamente con este Vinagre de Sidra de Manzana. Por supuesto, sólo recomiendo lo mejor – el Vinagre Orgánico de Sidra de Manzana de Bragg.*
– Ann Louise Gittleman, Ph.D., C.N.S. Éxito Editorial del *New York Times, Fat Flush Plan*

*Precaución: La Dieta Militar – lo que uno come demás se va para el frente.*

los productos lácteos son eliminados de su dieta (página 67). La dieta debe consistir de una amplia variedad de frutas y vegetales frescos y orgánicos; ensaladas crudas y brotes; nueces y semillas crudas; vegetales crudos, al vapor, horneados y salteados; arroz integral; tofu; frijoles; y pasta integral.

## Cómo Combatir la Grasa con el VSM

Los vegetales termogénicos suprimen el apetito: jugo de hierba de cebada, espirulina, alfalfa, algas laminares, vegetales marinos, bebidas verdes, etc. Además, tome con el estómago vacío antes de irse a la cama y al levantarse temprano 500 mg de L-Carnitina y 200-400 mcg de Picolinato de Cromo para promover la pérdida de peso y el efecto reafirmante. El control de porciones de comida, bebida de VSM, ayunar, ejercicios y estas hierbas pueden ayudarle.

## Cómo Combatir el Peso Bajo

El Vinagre de Sidra de Manzana está probando ser una de las más grandes ayudas a la salud conocida por la ciencia. Es una sustancia 100% natural producida por poderosas enzimas naturales a partir de manzanas orgánicas saludables, libres de químicos tóxicos.

La persona de peso bajo tiene usualmente deficiencias en cuanto a estas poderosas enzimas y por lo tanto no puede usar o quemar el alimento que introduce en su cuerpo. No importa qué tanto alimento graso, proteína o cualquier otro tipo de comida sea ingerido, a menudo no es usado adecuadamente por el cuerpo si faltan enzimas importantes. ¡Las deficiencias de enzimas siempre causan problemas! Si está bajo de peso, tome el siguiente cóctel de VSM cada mañana al levantarse: 2 cucharaditas de VSM y 2 cucharaditas de miel en un vaso de agua destilada. Agregue a esto 2 gotas de yodo líquido hecho de algas marinas, disponible en cualquier Tienda de Salud. Además use Sazonador de Algas Laminares Bragg (Bragg Kelp Seasoning); ambas adicionan yodo natural, importante para la tiroides y salud corporal, y ayuda a normalizar el peso corporal para arriba o para abajo, a como se necesite. Luego, con cada comida, tome una enzima multidigestiva (página 19) y siempre sea fiel al Estilo de Vida Saludable Bragg. Recuerde, los alimentos saludables son el combustible corporal necesario para disfrutar de una vida larga y realizada.

*El exceso de grasa en el cuerpo está ligado a enfermedades mortales – tales como la presión alta, diabetes, apoplejía e infarto cardiaco. El Vinagre de Sidra de Manzana también contiene un ácido acético que se da naturalmente, el ingrediente primario en el vinagre; se ha creído por mucho tiempo que acelera el metabolismo y ayuda a disolver las grasas.*

# Cómo Mejorar la Digestión

Millones sufren de indigestión (enfermedad de reflujo gastroesofágico o GERDS en inglés), lo cual se agrava por una digestión pobre y jugos salivales débiles. Esto ocasiona problemas: gases, acidez, eructos, y distensión estomacal. Antes de la comida, sorba ⅓ de cucharadita del VSM Bragg. Manténgalo en la boca por un minuto antes de tragar. Esto estimula enzimas y saliva, que a su vez mejoran la digestión que empieza en la boca. Esto causa que los jugos digestivos estomacales fluyan más rápido, lo que mejora la digestión y la salud. El VSM también protege contra patógenos transportados en los alimentos.

# El Vinagre de Sidra de Manzana y el Estreñimiento

¡Es importante que los intestinos se muevan con regularidad y libremente! Lo que sale debe igualar a la ingesta. Deberá tener movimientos intestinales poco después de levantarse y dentro de la hora siguiente a las comidas. Las semillas de linaza y su té con VSM actúan como lubricantes del intestino, así como las frutas frescas, ciruelas, vegetales y agua destilada.

**Haga la Mezcla Lubricante de Intestinos de Semillas de Linaza-VSM:** Hierva dos tazas de agua destilada con 4 cucharadas de semillas de linaza  por 15 minutos, o deje reposar toda la noche. La mezcla se vuelve gelatinosa cuando está fría. Revuelva 2 cucharadas de la mezcla más 1 cucharadita de VSM en 8 onzas de agua destilada (fría o caliente) (agregue jarabe de maple o miel si desea endulzar). Tome al levantarse y una hora antes de dormir. Guarde la mezcla en el refrigerador y use cuando sea necesario.

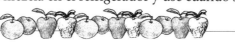

*Las semillas de linaza están llenas de omega-3, lignanos, y fibra, que son antioxidantes naturales. El omega-3 ayuda a eliminar toxinas y evitar la enfermedad cardiaca. Los lignanos proporcionan hasta 700 veces la cantidad de fibra encontrada en legumbres o granos enteros. Las semillas de linaza enteras pueden guardarse por meses en un recipiente a prueba de aire, en un lugar oscuro y fresco. Muélalas con un molino de café a como las necesite.*

**El Hábito de la Goma de Mascar Ocasiona Problemas Estomacales y Digestivos:**
*Por favor, nunca mastique goma de mascar puesto que engaña al cuerpo haciéndole pensar que viene alimento en camino. Al masticar se accionan los preciados jugos digestivos. Estos poderosos jugos pueden causarle problemas al recubrimiento de su estómago vacío, trayendo como resultado problemas de úlceras estomacales, acidez, distensión, gas, etc.*

---

*El Vinagre de Sidra de Manzana Orgánica Bragg con la "madre" es vital para el balance digestivo del cuerpo al estimular el flujo de preciosas enzimas y saliva en la boca. Recomiendo para detener la acidez, reflujo gastroesofágico, indigestión por gas y además mejorar la digestión, sorber ¹/₃ de cucharadita del VSM de Bragg antes de las comidas para activar el flujo de jugos digestivos.* – Gabriel Cousens, M.D., Autor, *Conscious Eating*

**Para Una Eliminación Saludable:** Use el milagroso Polvo de Cascarilla de Psyllium. Agregue una cucharada de esta hierba limpiadora a cualquiera de los siguientes: bebida de VSM de Bragg, jugo, agua destilada, té de hierbas, sopas, etc.; ¡déjelo reposar 2 minutos antes de tomar o comer! Esto ayuda a limpiar la mucosidad a lo largo de las paredes del intestino delgado y colon, y jala las toxinas sacándolas del tracto intestinal. Además use el Aceite de Oliva Orgánico de Bragg sobre ensaladas, vegetales, papas, etc. – ayuda en la eliminación y desintoxica el colon, y además le agrega un delicioso sabor a las comidas.

**Para Verificar el Tiempo de Eliminación de los Intestinos:** Acompañe su cena en la noche con un poco de maíz entero, ya sea fresco o congelado. Mastique lo menos posible este maíz (siempre mastique completamente excepto en este caso). Revise las deposiciones de heces para ver en qué momento se elimina el maíz, usualmente dentro de las siguientes 14 horas. Al ser limpiado de toxinas y al tratarse la mala nutrición, el cuerpo se vuelve más saludable y más normal. Puesto que el estreñimiento trae serios problemas de salud, incluyendo la artritis, es importante mantener limpias las tuberías (colon y arterias) y abiertas siguiendo fielmente el Estilo de Vida Saludable de Bragg.

## Para movimientos intestinales más saludables y más fluidos:

Es natural ponerse en cuclillas para que haya movimiento intestinal. Esta posición abre el área anal en forma más directa. Al estar sentado en el servicio o inodoro, si pone los pies en alto de 6 a 8 pulgadas sobre el cesto de la basura o un banco para pies, obtendrá el mismo efecto que ponerse en cuclillas. Ahora, levante los brazos y estire las manos sobre su cabeza para que el colon transverso pueda vaciarse completamente y con facilidad. ¡Es importante tomar de 8-10 vasos de agua pura diarios! (Lea las páginas 84-85 y 19, y tome diariamente polvo de cáscara de psyllium, también llamado psilio.

El cuerpo está compuesto de un 70% de agua, y el agua pura, destilada al vapor (libre de químicos) es importante para la salud total. Debe tomar de 8 a 10 vasos de agua diarios. Lea *Water – The Shocking Truth That Can Save Your Life* (Agua – La Impactante Verdad que Puede Salvar su Vida), para más información sobre la importancia del agua purificada/destilada. Refiérase a las páginas 129-131 para información sobre Libros Bragg para la Salud.

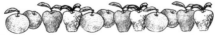

*El médico del futuro no recetará medicamentos, sino que interesará a sus pacientes en el cuidado del cuerpo humano, en cuidar su dieta y en la causa y prevención de las enfermedades.*
– Thomas Edison, genio inventor del bombillo eléctrico. – *ThomasEdison.com*

# Combata los Problemas de Riñón y de Vejiga

Evite todo producto animal, lácteo, sal, café, alcohol y azúcar. Todas las edades deben seguir el Estilo de Vida Saludable Bragg para su salud. Use el VSM en las ensaladas y tómese su bebida VSM tres veces al día. El VSM puede ayudar en problemas de vejiga y para disolver algunos tipos de piedras o cálculos. Tome 8 vasos de agua destilada, con un poco de jugo de arándano orgánico sin endulzar. Agregue ⅓ de cucharadita de VSM a cada vaso, lo cual ayuda a acidificar la orina, inhibir el crecimiento bacteriano y promover la sanación. Puede endulzar la bebida de arándanos con jugo de uva orgánica, miel cruda o Stevia. Puede también limpiarse con sandía 2-3 días. Mastique bien o muela las semillas, también. ¡Es un excelente limpiador y sanador de riñones y vejiga, además!

**Para quienes mojan la cama:** Mezcle y sorba de ½ a 1 cucharadita de miel de alforfón (buckwheat honey) con ½ cucharadita de VSM antes de dormir. Es mejor dejar de tomar líquidos 3 horas antes de dormir, excepto por pequeños sorbos.

**Para todo problema de riñones y vejiga:** Los niños y los adultos deben tomar de 6 a 8 vasos diarios de agua destilada. Es importante para el tracto urinario y los riñones. Tómese una bebida de VSM  (página 71) y esta bebida sanadora: 2 cucharadas de seda de maíz fresca o seca a un cuarto de galón de agua destilada o pruebe el té de hierbas de malvavisco, de 2 a 3 veces al día. Agregue ½ cucharadita de VSM a cada taza y endulce con 1 cucharadita de miel de alforfón. (Guarde la seda de maíz seca del maíz fresco en un recipiente hermético).

**Para aliviar y curar infecciones de vejiga:** Agregue 1 taza de VSM a un baño de asiento tibio bajo. Use de 1 a 2 veces diarias. Además, las duchas VSM ayudan (página 27). Use una tira reactiva (Dipstick) de autoprueba de la farmacia para revisar si tiene una infección de tracto urinario.*

**Para eliminar los "goteos" de orina:** Para mantener los músculos del esfínter de la vejiga tensos y tonificados – orine – deténgase – orine – deténgase, 4 veces, dos veces al día cuando está orinando. Este simple ejercicio Kegel funciona. Luego de los 40 años, hágalo todos los días. *(mayoclinic.com/health/kegel-exercises/wo00119)*

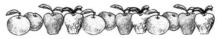

*Evite toda automedicación, tal como aspirina y drogas similares, analgésicos, pastillas para dormir, tranquilizantes, antihistamínicos, laxantes, catárticos fuertes y bromuros efervescentes, etc. Usted no está calificado para recetarse medicamentos y los efectos secundarios y resultados pueden ser muy serios.* – Patricia Bragg, ND, PhD.

---

**\****Importante: No apoyamos los antibióticos, pero si alguna vez los toma, por favor tome acidophilus en líquido o cápsulas para reponer la bacteria amigable de su cuerpo.*

# El Vinagre de Sidra de Manzana Combate los Cálculos de la Vesícula Biliar

Antes de iniciar el segundo día de la limpieza de la vesícula biliar, prepárese por una semana tomando lentamente – al levantarse, a media mañana, a media tarde y luego de la cena – ½ cucharadita de VSM con un vaso de 6 onzas de jugo de manzana; o si es hipoglicémico o diabético, diluya con la mitad de agua destilada. El jugo orgánico sin filtrar de manzana es rico en ácido málico, potasio, pectinas y enzimas. Éstas actúan como solventes para suavizar y ayudar a eliminar los desechos (pequeñas piedras, etc.) y a limpiar el cuerpo. Los médicos tienen métodos no quirúrgicos para eliminar piedras difíciles y más grandes usando ondas de sonido. ¡Pero es mejor purgar las de pequeño y mediano tamaño dos veces al año pues pueden crecer y causar problemas! (ver testimonio abajo y en la página 120)

***Durante la limpieza de 2 días de vesícula biliar, no se ingiere comida, sólo líquidos.*** Combine en un vaso de 8 onzas: $1/3$ taza de Aceite de Oliva Orgánico de Bragg (no debe sustituirse por ningún otro), $2/3$ de taza de jugo de manzana orgánico y 1 cucharadita de VSM Orgánico de Bragg. Tómese la mezcla 3 veces al día el primer día. En la noche, duerma sobre su lado derecho cuando se está en el proceso de limpieza, subiendo la rodilla derecha hacia el pecho para abrir la vía. El segundo día, tome la mezcla dos veces. Ambos días tome todo el jugo de manzana orgánico deseado, pero no tome agua ni ningún otro líquido. (Este proceso de limpieza de vesícula no es para diabéticos a menos que sea supervisado por un profesional de la salud.)

A media mañana el tercer día, coma ensalada variada cruda (la escoba de la naturaleza) de repollo, zanahorias, apio, remolachas, tomates, brotes y lechuga, con mucho VSM y aceite de oliva. Si lo desea, coma un tazón de hojas ligeramente al vapor, como vegetales de hoja verde, col rizada, col, o cualquier otra verdura de hoja verde. Sazone con el VSM de Bragg, Aceite de Oliva de Bragg, Copos de Levadura Nutricionales de Bragg, y un rociado de Aminos Bragg – esto le da un sabor delicioso a los vegetales de hoja verde.

Tomamos este proceso de limpieza milagroso al menos una o dos veces al año. Revise si en sus deposiciones ve piedras diminutas pardo-verduscas. ¡Este proceso de limpieza le asombrará en cuanto a lo que su vesícula biliar, estómago y colon pueden desechar en la limpieza!

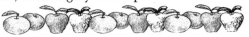

*Su libro "Vinagre de Sidra de Manzana" me salvó de sacarme la vesícula biliar. El especialista quería sacármela, pero en vez de ello, seguí su proceso de limpieza del vinagre de sidra de manzana, ¡ y funcionó junto con las oraciones sanadoras en la iglesia! Creo que todas las tiendas de libros y de salud deberían vender su libro del vinagre. Le estoy agradecido por escribirlo. Dios lo bendiga. – Carmen Puro, Traverse City, MI*

Cuando se está en proceso de limpieza, puede ocurrir náusea. Esto demuestra que hay toxinas, mucosidad y bilis que están siendo vaciadas en el estómago. ¡Y su cuerpo las quiere fuera! Si se siente con náusea, su cuerpo está diciendo: *"Tome 1 ó 2 vasos de agua purificada y vomite hasta que su estómago esté vacío."* (Puede tener que bajarse la lengua mientras se inclina sobre el inodoro). Una vez que haya salido, ¡se sentirá inmediatamente mejor! Recuerde, siempre es una sabia decisión cuando se sienten náuseas, vomitar lo que sea que esté causando la molestia estomacal, ya sea en su hogar o en un restaurante; ¡use el baño!

## VSM Ayuda a Reducir la Próstata

Con un tenedor, "bata" 2 cucharadas del Vinagre de Sidra de Manzana con 2 cucharadas de Aceite de Oliva Orgánico Bragg, una pizca de Aminos Líquidos Bragg y canela. Use esta mezcla de VSM diariamente sobre ensaladas, tomates en tajadas, aguacates y vegetales al vapor. Disfrute con las comidas las semillas crudas de calabaza, ricas en cinc. Además tome suplementos de Cinc, Prostex y Saw Palmetto (palma enana americana o serenoa) los cuales son sanadores de la próstata.

## VSM para Problemas Femeninos

Para una vagina más saludable, use duchas y baños sanadores de VSM cuando los necesite. La acidez del pH del VSM es igual que el de la vagina.

*Mezcla para Ducha Vaginal:* 3 cucharadas de VSM para dos cuartos de galón de agua purificada tibia es una ducha vaginal limpiadora y sanadora. Si hay flujo, infección por hongos vaginales o vaginitis presente, use de 1-2 veces al día a como se necesite.

*Baño:* agregue 2 tazas de VSM al agua. **Baño de Asiento:** Agregue 1 taza

*Para ayudar con las oleadas de calor (bochornos), SMP, Infección de Tracto Urinario:* tome un cóctel de Vinagre de Sidra de Manzana de 3-5 veces diarias, ver páginas 71 y 117.

*Para encoger, tensar, tonificar los músculos estomacales flácidos:* haga ejercicios Kegel y de Postura (página 104) diariamente. Haga ayuno 1 día a la semana, página 83, y haga ejercicios fielmente. Coma la Ensalada Jardinera (página 72).

## El Papanicolao de Vinagre Ayuda a Detectar el Cáncer

El vinagre puede ayudar a identificar el cáncer cervical en las mujeres, dice la Universidad de Johns Hopkins, junto con otros 15 estudios. Una prueba de hisopado o frotis con vinagre en vez de una de Papanicolao, da resultados rápidos (el área cancerígena se vuelve blanca) y cuesta sólo una fracción, haciéndolo asequible especialmente en países en vías de desarrollo.

---

**Alivio temporal del dolor asociado con los cólicos menstruales:** *Al iniciar el dolor, aplique una compresa preparada como sigue: Empape una toallita en una solución de una taza de VSM y 1 taza de agua tibia. Exprima la toalla, coloque sobre su abdomen, y luego ponga una bolsa de agua caliente sobre la compresa y cubra con una toalla por 15-30 minutos. Repita a como sea necesario. –* Dr. Shalini Kapoor, N.D., MPH

## Vinagre de Sidra de Manzana y Artritis

Las personas preguntan si el VSM cura la artritis. Esto no es posible, pues curar es una función interna biológica que sólo el cuerpo puede llevar a cabo. Hemos visto milagros de cómo la bebida de VSM ayuda a combatir la artritis. ¡Se requiere una dieta saludable con VSM, ejercicio, respiración profunda, descanso y el Estilo de Vida Saludable de Bragg para poner el cuerpo en una condición de poder curarse a sí mismo! El VSM es una parte importante de este programa (página 45). Cuando se usan todas las fuerzas supremas de la Madre Naturaleza, el cuerpo vueve de la enfermedad al bienestar. ¡La Super Salud es algo que se debe desear, buscar, ganarse y guardar como un tesoro por la salud de su vida!

## Combata la Artritis con el VSM

¡Los depósitos duros, calcáreos llenan, cementan, agrandan e inutilizan las articulaciones! ¡Como triste resultado se obtienen una artritis dolorosa y discapacitante y problemas en las articulaciones! Purgue esos cristales calcáreos con sus bebidas diarias de VSM. Al levantarse, una hora antes del almuerzo, y la cena, tome un delicioso cóctel de VSM (página 71) como verá a continuación:

Agregue 1-2 cucharaditas por igual de Vinagre de Sidra de Manzana y miel cruda (diabéticos, usen Stevia) en un vaso de 8 onzas con agua destilada. Agréguele VSM también a las ensaladas y vegetales de hoja verde al vapor. Sea fiel al Estilo de Vida Saludable de Bragg y a los ayunos de 24 horas. Coma de 60 a 70% de comidas crudas, saludables (orgánicas son mejores), tome 8 vasos diarios de agua destilada. Para ayudar a curar y regenerar, ¡tome multivitaminas-minerales naturales, Braggzyme (páginas 19, 136-137), y suplementos de Glucosamina, Condroitina, y MSM, además de tabletas de alfalfa y 1-2 cucharaditas de aceite de hígado de bacalao diarias!

## Tóxicos Cristales Ácidos Artríticos Que Muelen Las Articulaciones

El sonido de trituración que oye en su cuello cuando usted mueve su cabeza es causado por los tóxicos cristales ácidos artríticos que se han depositado en el hueso superior de su espina dorsal – el Atlas. Tal como el VSM lava los residuos de las ventanas, también lava los residuos del cuerpo del sistema cardiovascular y articulaciones del cuerpo. El ayuno y el hecho de tomar el Cóctel de Vinagre de Sidra de Manzana de Bragg (página 71) le ayudarán a eliminar los cristales ácidos de las articulaciones. Una sensación de no tener edad reemplazará gradualmente esa sensación tensa, rígida de estarse poniendo viejo. Empezará a moverse más flexiblemente, sin dolor, y con todas las articulaciones móviles de su cuerpo liberadas.

## Usted Combate los Cristales Ácidos Toda la Vida

Cuando los cristales ácidos se endurecen en sus articulaciones y tejidos, las articulaciones se vuelven rígidas y los tejidos se endurecen. Además, la carne se pone dura y pierde sabor. Cuando se les da vinagre de sidra de manzana a los animales regularmente, los cristales ácidos precipitados entran en solución y salen del cuerpo, haciendo que los tejidos corporales sean más saludables y tiernos. Esto aplica a la carne humana también. Ahora bien, cuando los tejidos corporales ya tienen todos los cristales ácidos precipitados que pueden sostener, los cristales empiezan a aparecer entonces en las bursas y las articulaciones del cuerpo, resultando así la bursitis y la artritis. De 1 a 2 cucharaditas de vinagre de sidra de manzana con 1 a 2 cucharaditas de miel cruda en un vaso de agua destilada 3 veces al día (página 71), ayudará a aliviar las articulaciones adoloridas, rígidas y prematuramente viejas. Sea usted quien juzgue. ¡Vea qué elásticas y flexibles se ponen todas sus articulaciones!

## Mantenga Jóvenes sus Articulaciones y Tejidos

La mayor parte de la gente ha perdido su contacto normal con la Madre Naturaleza y el vivir simple y natural. Ya no saben cómo comer en la forma simple en que Dios lo quería. Si sufre de articulaciones prematuramente viejas y tejidos endurecidos, asegúrese de tomar la mezcla de VSM tres veces al día. Elimine o recorte el consumo de proteínas animales. ¡Deje todo azúcar, producto y bebida refinada! Pronto empezará a ver qué joven se sienten su cuerpo y articulaciones.

## Los Cristales Ácidos Causan Envejecimiento Prematuro

Todos, incluyendo la persona más saludable del mundo, deben continuamente luchar contra la acumulación de cristales ácidos en el cuerpo. El enemigo más fuerte de los cristales ácidos es el cóctel de vinagre de sidra de manzana orgánico, miel cruda y agua destilada. Esta poderosa mezcla pone los cristales ácidos en solución para que sean purgados del cuerpo por los riñones y otros órganos de eliminación.

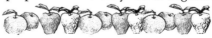

*Yo empecé a usar el Vinagre de Sidra de Manzana Orgánico de Bragg y nunca me he sentido mejor. El dolor y rigidez de mis articulaciones están desapareciendo rápido y mi nivel de energía ha mejorado. Estoy totalmente convencido de por vida. ¡Gracias!* – Joseph M. Cole, Illinois

*Para el dolor y la rigidez, artritis, osteoartritis y para ayudar a curar y regenerar el cartílago y huesos, use el combo de sulfatos de glucosamina y condroitina y MSM, ¡hace milagros!*

## Haga Esta Prueba de 48 Horas

Por dos días completos, tome única y exclusivamente líquidos. Tome el cóctel de VSM de 3 a 5 veces diarias, además de otros 4 a 5 vasos de agua destilada diariamente también. ¡Se necesita mucha agua para purgar las toxinas!

En el segundo y tercer día, luego de no haber comido nada por 48 horas, tome una muestra de su primera orina de la mañana y guarde en botellas etiquetadas y con tapas herméticas. Mantenga en un estante por 2 semanas, luego examine el sedimento en el fondo de las botellas. ¡Éstas son algunas de las toxinas causantes de enfermedades que fueron purgadas de su cuerpo!

## Potasio – El Mineral Maestro

Siempre mantenga en mente que el potasio pone a las toxinas en solución para que puedan ser purgadas del cuerpo. **¡El cuerpo se autolimpia, se autocorrige, se autorepara, y se autocura!** Sólo dele las herramientas para trabajar y pronto estará disfrutando de un cuerpo sin dolor, sin edad, sin cansancio, ¡sin importar la edad! Olvídese de la edad y los años calendario, ¡porque la edad no es tóxica! Uno envejece prematuramente cuando sufre de malnutrición y deficiencias de potasio. Esto ocasiona baja Fuerza Vital y acumulaciones de desechos y una pobre eliminación que ocasiona que la enfermedad se propague.

El Estilo de Vida Saludable Bragg le ayudará a reconstruir su Fuerza Vital. Observe la transformación que tomará lugar en su cuerpo cuando siga fielmente su régimen de VSM. Usted puede crear, y lo hará, ¡la persona que quiere ser! ¡Planifique, diseñe y lleve a cabo ! ¡Empiece ya!

Aunque usted debe seguir este programa muy de cerca, por favor no trate de hacer todo lo enumerado aquí inmediatamente. Recuerde, le tomó mucho tiempo a usted de vivir con malos hábitos para causar cualquiera de los problemas que su cuerpo pueda tener ahora. Por lo tanto, ¡le va a tomar tiempo al cuerpo para limpiarse, repararse y reconstruirse en un hogar perfecto y saludable para usted! Por favor recuerde, ¡su cuerpo es su templo aquí en la tierra, así que aprécielo y protéjalo!

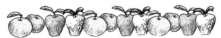

*Cualquiera que deja de aprender es viejo, ya sea que tenga 20 u 80. Cualquiera que sigue aprendiendo se mantiene joven. Lo más grandioso en la vida es mantener su mente y corazón jóvenes. – Henry Ford*

## Los Cristales Ácidos Causan Envejecimiento Prematuro

Se escucha a menudo la expresión, "Él está viejo y rígido, y tiene la carne correosa." Cuando se piensa en personas "viejas", usualmente se les visualiza con rigidez en sus cuerpos y con la carne dura y quebradiza (ver el estudio del Dr. Carrel en la página 12). ¿Por qué a las personas se les ponen rígidas las articulaciones y dura la carne al sumarle fechas de cumpleaños a sus vidas? Muchas personas responderían esta pregunta tan compleja con el comentario, "Porque son viejas." Pero ésta no es la verdadera razón de por qué las personas adquieren rigidez en sus articulaciones y se les endurece la carne. ¡La respuesta al por qué del envejecimiento prematuro es un estilo de vida poco saludable y una deficiencia de potasio! Las personas rara vez estudian sus propios cuerpos o aprenden qué comer para tener tejidos saludables y articulaciones jóvenes (el VSM hace milagros). Están satisfechos con comer lo que les cae bien al estómago. ¡O bien comen alimentos con los que los criaron de niños y llevan estos hábitos alimenticios aprendidos a temprana edad (los cuales tristemente son a menudo poco saludables) hasta su edad adulta y luego los incorporan a las vidas de sus hijos!

## El VSM Ayuda a Desaparecer la Rigidez del Cuerpo

Encontrará que, luego de varios meses del cóctel de VSM y miel tomado 3 veces al día – que la rigidez y miseria habrá desaparecido de sus articulaciones y cuerpo. Descubrirá que puede caminar o subir las escaleras corriendo sin esfuerzo ni dolor. Siga la página 19. ¡Notará que se siente, actúa y se ve más joven!

¡Haga del Estilo de Vida Saludable Bragg un hábito diario para toda la vida! A lo largo de los años, ¡las personas viejas se transforman en nuevas personas juveniles y saludables! Nosotros no podemos hacerlo por usted. ¡Usted es quien debe hacer el esfuerzo de darle a este VSM y al Estilo de Vida Saludable Bragg una oportunidad de probar lo que puede hacer por usted!

---

**El Cuerpo Debe Obedecer a su Mente Fuerte y Sabia:** *¡La carne es tonta! ¡Usted puede meterle cualquier cosa a su estómago, desde café hasta salchichas! Pero no es el estómago quien manda al cuerpo, ¡sino su mente inteligente y racional! Una mente adecuadamente dirigida puede inspirar al cuerpo a seguir al Estilo de Vida Saludable Bragg, ayudando así al cuerpo a acercarse a la perfección física.*

---

*Ore por sabiduría en su vida diaria, por más fe y por paciencia con usted mismo y con otros antes de orar por sólo cosas.*

## El VSM Alivia los Calambres

Muchas personas se despiertan a mitad de la noche con calambres musculares punzantes, dolorosos. Éstos a menudo ocurren en los pies y en la parte inferior o superior de las piernas. Algunas veces ocurren en el estómago, intestinos y ocasionalmente en el corazón. ¡Éstas son experiencias aterradoras! Muchas personas que experimentan calambres de piernas se ven forzados a saltar de la cama, golpear el piso con el pie, y masajear firmemente el área para obtener algo de alivio. Muchas personas con calambres en otras partes del cuerpo deben caminar rápidamente para aliviarse. Cuando los cristales ácidos penetran la circulación de las piernas y otras partes del cuerpo, pueden causar severos calambres. Recomendamos tomar 2 cucharaditas de VSM y de 1-2 cucharaditas miel cruda (página 71) en un vaso de agua destilada tres veces al día para aliviar estos dolorosos calambres. Esto permite a los cristales ácidos precipitados entrar en solución y salir del cuerpo, causando que cesen los calambres. El orotato de calcio y también de magnesio tomados antes de dormir también pueden ayudar a evitar los calambres, además de que promueven un sueño más profundo. Además, el baño de VSM ayuda; vea abajo.

## Dolores Musculares, Calambres, Articulaciones Adoloridas

Para aliviar los músculos adoloridos, calambres y articulaciones, no hay nada como un baño de VSM combinado con un auto-masaje. Mientras está sumergido en un baño tibio con 1 taza de VSM agregada, masajee el cuerpo entero, empezando por los pies. Suavemente presione y relaje cada parte del cuerpo, trabajando la pierna derecha de abajo arriba hasta la cadera, luego la pierna izquierda. Continúe por el torso, brazos y cuello, siempre frotando hacia el corazón. Para la cara, acaricie la piel suavemente hacia arriba; evite jalar la piel facial hacia abajo. Termine con un masaje seco y firme con la punta de los dedos en movimientos circulares sobre el cuero cabelludo, luego frote con los dedos sus orejas.

## 🌿 Una Vieja Oración Inglesa 🌿

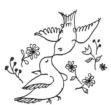

*Danos Señor, un poco de sol,*
*un poco de trabajo y de diversión.*
*Danos en nuestra lucha y forcejo,*
*nuestro pan integral y nuestro alimento.*
*Danos salud, y un buen oficio*
*y un poquito más, que sea de otros beneficio.*
*Danos también, un poco de canto*
*un cuento y un libro, como ayuda entretanto*
*Danos Señor, la oportunidad de ser*
*lo mejor que podamos para los seres humanos*
*hasta que los hombres aprendan a vivir como hermanos.*

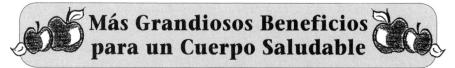

# Más Grandiosos Beneficios para un Cuerpo Saludable

## El Vinagre de Sidra de Manzana Alivia los Dolores de Cabeza

Las personas culpan de sus dolores de cabeza a muchos órganos del cuerpo. Muchos dolores de cabeza se consideran ser culpa de los ojos, los nervios, el hígado, los senos nasales, el estómago, el intestino, riñones o alergias, e inclusive el clima. Los dolores de cabeza pueden clasificarse en dos tipos diferentes:

**Un tipo** de dolor de cabeza crónico puede ser asociado con la acumulación tóxica y la enfermedad. Un dolor de cabeza es una alarma que le dice a la persona que en el fondo de su cuerpo, está ocurriendo la destrucción. ¡El dolor y los dolores de cabeza son la gran señal roja centelleante de la Madre Naturaleza para que tomemos medidas rápidas! Puede haber problemas en cualquier lugar del cuerpo. Puede ser en el hígado, vesícula biliar, riñones, intestino o en cualquiera de los órganos del cuerpo. Puede estar relacionado con o causado por senos nasales, alergia, o problemas de alcohol, etc. Ver páginas 78-83 para desintoxicarse.

¡El **segundo tipo** de dolor de cabeza es emocional! Esto es a menudo causado por nerviosismo, ansiedad, estrés, tensión, fatiga o trastornos personales o emocionales. Este es un mundo donde debemos asociarnos con otros seres humanos. Su vida diaria con otros puede lanzarle a muchos problemas emocionales perturbadores pues pueden disparar emociones de miedo, envidia, odio, avaricia, autocompasión o autoindulgencia. Cuando las emociones alcanzan un punto de ebullición, puede usualmente terminar con un dolor de cabeza sordo y palpitante. El peor dolor de cabeza es la migraña, la cual ocasiona que quien la padezca sienta que su cabeza está partiéndose.

**Lea estos Libros Bragg para más directrices de salud:**

*Miracle of Fasting (Milagro del Ayuno)* • *Bragg Back Fitness (Condición Física de la Espalda de Bragg)* • *Build Nerve Force (Robustezca su Fuerza Nerviosa)* • *The Bragg Healthy Lifestyle (El Estilo de Vida Saludable Bragg).* Ver la lista de libros de las páginas 129-131.

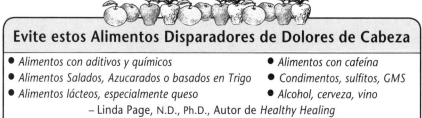

### Evite estos Alimentos Disparadores de Dolores de Cabeza

- Alimentos con aditivos y químicos
- Alimentos Salados, Azucarados o basados en Trigo
- Alimentos lácteos, especialmente queso
- Alimentos con cafeína
- Condimentos, sulfitos, GMS
- Alcohol, cerveza, vino

– Linda Page, N.D., Ph.D., Autor de *Healthy Healing*
Vea su sitio web informativo: *www.healthyhealing.com*

Hemos encontrado en nuestros muchos años de investigación sobre todo tipo de dolores de cabeza, que cuando el cuerpo dispara un dolor de cabeza, la orina es alcalina en vez de lo ácida que es normalmente. Los riñones son perturbados por las emociones y eso significa que el cuerpo está fuera de balance. El ácido málico de rápida función del VSM puede ayudar a aliviar los dolores de cabeza asistiendo a los riñones a devolver a los riñones a su acidez normal (pH promedio de 6.4).

El VSM vaporizado también puede aliviar los dolores de cabeza. En un vaporizador u ollita pequeña, ponga dos cucharadas de VSM y dos tazas de agua purificada. Lleve la mezcla a un hervor. Apague cuando empiece a salir vapor, póngase una toalla sobre la cabeza y agáchese sobre el vapor, inspirando profundamente 5 veces de forma muy lenta los vapores del VSM. Además, pruebe las compresas frías y calientes de vinagre en la frente y toda el área del cuello, luego haga unas rotaciones completas de hombros y cuello y dele masaje a su cabeza y hombros, y si es necesario visite a su Quiropráctico. Para el dolor, use Bromelain 500 mg (disponible en las tiendas de salud) – actúa como aspirina sin molestar su estómago. Muchas de las personas que padecen dolores de cabeza crónicos nos han contado  que obtienen el bendito alivio con este método. Al hacer estas cosas y seguir fielmente el Estilo de Vida Saludable de Bragg, ¡no necesitará remedios comerciales para dolores de cabeza ni analgésicos!

## El Vinagre de Sidra de Manzana Ataca el Dolor de Garganta y la Laringitis

¡El VSM crudo, orgánico es un enemigo peligroso para todo tipo de germen que ataque la garganta y boca! Para combatir los gérmenes y mantener la garganta saludable, una mezcla para gárgaras de VSM hace milagros (1 cucharadita para medio vaso de agua). Haga gárgaras de 3 sorbos grandes de la mezcla cada hora, y escúpalo fuera. No se trague la mezcla con la que hizo gárgaras, porque el VSM actúa como una esponja, succionando los gérmenes y toxinas de la garganta y boca.

A medida que la garganta se siente mejor, haga gárgaras cada 3 horas. Tenemos famosos cantantes, desde bandas de rock hasta el dinámico Jerome Hines del Metropolitan Opera, los eternamente jóvenes Beach Boys, Bette Midler, y la popular Katy Perry que usan VSM para mantener sus gargantas saludables y libres de gérmenes. ¡Es importante para cantantes, profesores, ministros, oradores públicos y para usted!

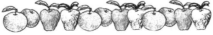

*Amo y uso sus bebidas de Vinagre de Sidra de Manzana a diario.*
*Son mi secreto de todos los secretos.* – Katy Perry, famosa cantante

Además de hacer gárgaras, usamos una compresa húmeda de VSM de la siguiente manera: primero, coloque una tela delgada empapada en VSM sobre el área de la garganta, cubra con plástico de cocina adherible, y luego use una bolsa de agua caliente plana o una toalla húmeda exprimida y caliente para calentar el área, dejando que el VSM se absorba por la piel. Esta compresa de VSM caliente es también grandiosa para limpiar y curar el área del pecho cuando esté tratando la congestión pulmonar: resfríos, gripe, bronquitis, enfisema, dolores de pecho y asma. Se siente bien, además.

Inclusive cuando se tenga buena salud, use las gárgaras de VSM dos veces a la semana para sacar cualquier toxina que esté siendo eliminada a través de los tejidos de la garganta. Estas gárgaras también ayudan durante el ayuno cuando la garganta puede producir una mucosidad filamentosa como parte del proceso de desintoxicación: Lea nuestro libro *Miracle of Fasting (El Milagro del Ayuno)*, contiene el poderoso mensaje de salud del ayuno para desintoxicar, limpiar y renovar el cuerpo. Ver páginas 78 a 83.

## El Vinagre de Sidra de Manzana Combate la Mucosidad

Millones tienen goteo posnasal y están plagados con mucosidad tóxica en las cavidades de los senos nasales, nariz y garganta. Si quienes sufren de mucosidad eliminan todo producto lácteo, huevos y azúcares de la dieta, siguen el Estilo de Vida Saludable, toman un ayuno semanal de 24 horas y usan bastante VSM, ¡pronto las condiciones mucosas desaparecerán con esta dieta saludable, sin toxinas y sin mucosidad!

Al levantarse, tómese un vaso de agua destilada tibia con 1-2 cucharaditas de VSM y 1-2 cucharaditas de miel cruda (receta página 71). Además, disfrute esta bebida a media mañana y a media tarde. En las ensaladas, use 1-2 cucharaditas de VSM combinadas con Aceite de Oliva Bragg y una pizca o atomización de los Aminos Líquidos Bragg. Pruebe nuestros deliciosos Aminos Bragg multipropósito en su cómoda botella atomizadora. Éste es un gran método para sazonar las ensaladas, papas, vegetales, etc., ¡e inclusive las rosetas o palomitas de maíz!

**Para gárgaras de garganta:** Agregue 1 cucharadita de VSM a un vaso de agua tibia para limpiar el moco. Hágalo 3 veces al día hasta que disminuyan las condiciones mucosas. Además de la bebida VSM, disfrute de jugos de zanahoria y vegetales de hoja verde entre comidas. Es importante sorber despacio y saborear los jugos frescos despacio, puesto que realmente son comidas, no sólo bebidas. Pequeñas porciones de jugo (o comida) en la boca pueden ser mejor digeridas y más fácilmente usadas por la química corporal.

**Enjuague bucal VSM:** 1 cucharadita VSM a un vaso de agua purificada mata las bacterias de la boca, combate el sarro y placa bacteriana. Promueve la curación, refresca el aliento y ayuda a prevenir la gingivitis.

## Enjuague Nasal Simple de Vinagre de Sidra de Manzana

Para ayudar a aliviar la mayoría de los síntomas de moco nasal naturalmente y de forma segura, haga un Enjuague Nasal (inhalación) Simple de Vinagre de Sidra de Manzana. Agregue ½ cucharadita de VSM Bragg a una taza de agua destilada tibia. Taza en mano, inhale con la venta nasal izquierda, eche la cabeza para atrás, luego de lado a lado, agáchese sobre el tazón, sople el moco hacia afuera. Luego repita con la otra ventana nasal; hágalo 3 veces. Hágalo 2-3 veces al día hasta que las condiciones de moco disminuyan. Además disfrute de la Bebida Saludable de Vinagre de Sidra de Manzana Bragg 3 veces al día (ver receta en la página 71).

## VSM Para Sangrado Nasal

Empape una bola de algodón o gasa en VSM y suavemente introdúzcalo en las ventanas nasales. Relájese, siéntese y hágase hacia adelante por 10 minutos (respire por la boca) presionando las ventanas juntas mientras el tapón de VSM ayuda a la sangre a coagular. Repita si fuera necesario. Las vitaminas C, K y Rutina son útiles. Asegúrese de tomarse de 8-10 vasos de agua pura diariamente – los sangrados son a menudo causados por deshidratación.

36

## Enjuague de Vinagre Bragg para Cataratas

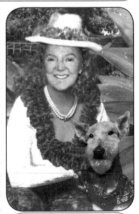

Mi joven jardinero de 70 años en California fue a ver a su oftalmólogo porque sus ojos se le estaban nublando. ¡Se le dijo que necesitaba cirugía para cataratas! Entonces empezó a tomar nuestra bebida de vinagre y a usar el Enjuague de Ojos de Vinagre Bragg (página 37). ¡Ahora sus ojos están perfectamente claros y está viendo mejor que nunca!

El mejor amigo del capitán de policía Diane, Spike, tiene 14 ½ años. Sus ojos se estaban volviendo más y más nublados por las cataratas. Diane empezó a usar el Enjuague de Vinagre Bragg para Ojos y ahora están claros como cristales, ¡y Spike es un perrito muy feliz!

*Patricia Bragg con Spike, de ojos brillantes*

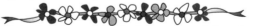

**Maravilloso Desintoxicante para Inhalar:** *ponga 2-3 gotas de "Aceite de Orégano" en 2 cuartos de galón de agua hirviente. Póngase una toalla sobre la cabeza e inhale los vapores a través de la boca, luego la nariz. Es muy poderoso, mantenga los ojos cerrados. Esto abre los pulmones y ayuda a eliminar la congestión. Ayuda contra resfríos, gripe, bronquitis y congestión pulmonar. Repita a como lo necesite de 1-3 veces al día. Además pruebe el enjuague nasal (ver arriba) o agregue una gota en el jugo o la bebida de VSM (página 71).*

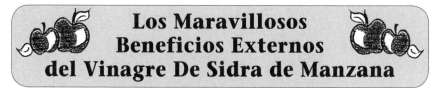

# Los Maravillosos Beneficios Externos del Vinagre De Sidra de Manzana

## Vinagre de Sidra de Manzana para una Piel Saludable

*Coseche vitalidad con el masaje de vinagre de sidra de manzana:* en un tazón pequeño de agua destilada tibia, agregue ½ taza de VSM. Meta ambas manos en la mezcla y hágase masaje por todo el cuerpo (en la ducha o baño): cara, cuello, pecho, brazos, hombros, espalda, abdomen, piernas y pies. Masajee la mezcla directamente en la piel completamente, delicadamente en la cara. Esto deja la piel suave y con pH balanceado. La piel saludable tiene una actividad ácida, porque está botando venenos tóxicos a través de sus millones de poros. (A la piel a menudo se le llama el tercer riñón). Luego de empapar la piel con la mezcla varias veces, frote y masajee hasta que la piel se haya secado. Haga esto al menos dos veces por semana y no se lo lave; déjelo sobre su cuerpo. A medida que masajea la mezcla en la piel sentirá una nueva vitalidad surgiendo en su cuerpo.

Además, el sumergirse en un baño VSM restaura el balance ácido a alcalino en su cuerpo. Si los baños no son lo suyo, pruebe mezclar una taza de VSM y agua tibia en una botella atomizadora y atomícese luego de una ducha, fróteselo hasta absorber, ¡y siéntase refrescado!

La razón por la cual este tratamiento es mucho mejor que usar jabón es porque el jabón tiene una reacción alcalina sobre la piel, ¡y usted no quiere eso! El mantener la piel en una reacción ácida le ayudará a tener piel más saludable. Nunca he usado jabón en mi cara o cuerpo, sólo VSM y ha obrado maravillas. Si usa jabón – use jabones saludables únicamente.

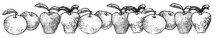

**Datos Tristes:** *Muchas personas pasan por la vida cometiendo suicidio parcial – destruyendo su salud, piel, corazón, juventud, belleza, talentos, energías, y cualidades creativas. Ciertamente, aprender a ser bueno con uno mismo es a menudo más difícil que aprender a ser bueno con otros.* – Paul C. Bragg

Encontramos que luego de un ejercicio pesado o trabajo mental prolongado obtenemos una nueva sensación de fuerza y energía luego de uno de estos masajes de VSM. También pruebe hacerle masaje a su piel con una esponja de lufa o cepillo vegetal la próxima vez que usted se sienta mentalmente o físicamente cansado (página 108). Ayuda a eliminar la piel vieja y desechos tóxicos. Sabemos que querrá hacerlo a menudo. ¡Los beneficios de salud de una circulación mejorada son obvios!

## Limpiador y Tonificador VSM para Problemas de Piel

Para abrir poros y aflojar la suciedad y grasa de su cara, apague la fuente de calor debajo de la olla de agua de VSM que está vaporizándose (3 cucharadas de VSM por cuarto de galón de agua destilada/purificada). Deje que el vapor cubra su cara y use la toalla en la cabeza para cubrirse y atrapar el vapor. Luego póngase VSM en la cara con una bolita de algodón para eliminar la mugre aflojada. Repita la vaporización y limpieza dos veces. Luego saque presionando suavemente los puntos negros/blancos. Luego ponga con golpecitos o atomice el tonificador de VSM (50% VSM y 50% de agua destilada, manténgalo en el refrigerador) para cerrar los poros y tonificar la piel. Haga la limpieza de vapor semanalmente, a como se necesite. Otro excelente limpiador y tonificador es el gel de áloe o pruebe la pulpa fresca del cactus aloe vera. Corte 1 pulgada de la penca del áloe, parta para abrir y frote la pulpa amarillenta directamente en su piel. Nosotros cultivamos nuestras propias plantas de áloe – usted puede cultivarlas en macetas también. ¡El áloe es un gran curador para quemaduras, espinillas, úlceras, mordeduras, etc!

## Piel Más Joven en Minutos Con el Tónico de Piel y Facial de Vinagre de Sidra de Manzana

La piel consiste de escamas planas y microscópicas que constantemente se caen, revelando una nueva piel debajo de las capas de escamas más viejas y externas. Millones tienen escamas externas secas, viejas, cansadas y muertas que no se caen prontamente, desacelerando así el nuevo crecimiento y dejando la piel seca, cetrina, y sin vida, conocida como "apariencia envejecida".

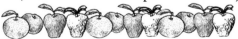

*He estado usando las Bebidas de Vinagre Orgánico Bragg y el facial/atomización de piel y el Aceite de Oliva Bragg por 10 años en vez de productos caros de belleza para la piel. Tengo 53 y mi piel y cara son suaves y se ven tan jóvenes, que las personas a menudo me preguntan qué es lo que hago. Les cuento sobre el Vinagre y el Aceite de Oliva Bragg para su piel y cuerpo. Muchísimas gracias. – Pat Williams, Ingelwood, CA*

---

*Ningún acto de bondad, sin importar qué tan pequeño es, se desperdiciará. – Aesop*

*Facial VSM:* primero, lave su piel con agua tibia (sin jabón). Luego, aplique una toalla empapada en agua caliente, pero escurrida, a la cara 3 minutos, luego quítesela. Ahora empape una toallita de algodón delgada en agua caliente de VSM (1 cucharada de VSM por taza de agua) y de nuevo aplique a la cara. Cubra la toallita empapada en VSM con una toalla de algodón empapado en agua caliente y escurrido. Ahora acuéstese por 15 minutos o más con sus pies elevados en el sofá, contra la pared, o use un soporte inclinado o una tabla de planchar. Esto le brinda más circulación para revitalizar la cara para un mayor rejuvenecimiento celular. Ahora quítese las dos toallas y suavemente frote la piel hacia arriba con una toalla áspera o con nuestra favorita – una pequeña almohadilla facial lufa. Esta frotación elimina los cientos de escamas viejas, secas de la piel que han sido aflojadas y despegadas por el facial VSM.

Puede repetir este Facial VSM semanalmente o a como lo necesite. Su piel se verá más joven y brillará como una manzana pulida. Todos debemos sentirnos orgullosos de vernos lo mejor posible. Usted realmente se asombrará y se sentirá orgulloso de sí mismo con los resultados de estos tratamientos de salud simples que revierten la edad.

*Atomización Tonificante para Piel de VSM:* para hombres y mujeres. ¡Atomice o aplique con pequeños golpecitos en la mañana o en la noche en la cara (50% VSM y 50% de agua destilada, mantenga en el refrigerador) diariamente para obtener resultados asombrosos!

## Problemas de la Piel y Tratamientos de VSM

El VSM puede usarse para aliviar eficazmente el dolor y la molestia de las úlceras bucales o de herpes, y de las úlceras genitales causadas por el virus herpes. Aplique VSM directamente a las áreas afectadas y la picazón y ardor se disiparán rápidamente. El VSM también ayuda a las úlceras a sanar más rápidamente.

**El Sarpullido de Herpes Zóster y Varicela**, producidos por el virus del herpes zóster pueden ser aliviados con compresas de VSM sin diluir; además, ayuda a la psoriasis. Aplique suavemente a las áreas que pican o arden. Una taza de VSM en un baño tibio puede también ayudar a aliviar la picazón.

El VSM alivia la picazón y molestias ocasionadas por la hiedra venenosa y roble venenoso, y otras plantas venenosas. Mezcle partes iguales de VSM y agua destilada y atomice sobre las áreas afectadas para detener el dolor, picazón y aliviar el enrojecimiento e hinchazón. Mantenga la mezcla de VSM en el refrigerador; una atomización fría alivia más. (Lea la parte de abajo de la página 42.)

*He sufrido de Psoriasis y Acné por 10 años. Desde que comencé a usar la bebida de VSM, mi piel se ve mejor que nunca. Mis rugosidades de la piel están desapareciendo y me está creciendo nueva piel para reemplazar las rugosidades viejas. ¡Por supuesto que soy una seguidora Bragg!!!* – Cathrine Westergaard, NY

Las Venas Varicosas o Várices pueden verse mal y ser muy dolorosas, pero las aplicaciones de VSM pueden ayudar a encoger las venas, además de tomar Vitamina C, K y Rutina. Envuelva una toalla empapada en VSM alrededor de las áreas que lo necesitan en la mañana y en la noche, luego eleve las piernas, dejándola puesta 15 minutos (siga las instrucciones de la página 39). Luego quite la envoltura, con las piernas aún arriba – empiece en los tobillos presionando suavemente sobre las venas con sangre estancada para poner esa sangre de vuelta en circulación. Para ayudar a hacer más rápido el proceso de limpieza interior y curación, no se olvide de beber y disfrutar su delicioso cóctel de Vinagre de Sidra de Manzana Bragg 3 veces al día (página 71).

El alivio de la piel seca con comezón y urticaria le vendrá luego de aplicar una pasta de VSM y almidón de maíz a las áreas afectadas. La mezcla de pasta de VSM quita la comezón a medida que se seca.

La piel grasosa puede ser beneficiada con la bebida de VSM y un tratamiento facial dos veces a la semana, explicado en la página 39.

## Las Vendas de Vinagre Ayudan a Detener el Sangrado y la Infección

La curación es más rápida para cortes pequeños y abrasiones y hay menos oportunidad de infección si se pasa un algodón empapado en VSM diariamente (perfecto desinfectante y sanador). El VSM además ayuda a detener el sangrado ayudando a la sangre a coagular. Empape un algodón en VSM y presione sobre la abrasión hasta que se detenga el sangrado.

Los estudios muestran que las vendas empapadas en vinagre rápidamente detienen el sangrado y evitan la infección. La Armada está actualmente probando estas nuevas vendas donde la urgencia es importante para salvar vidas. Mi padre y yo hemos tenido muchas sanaciones milagrosas con vinagre en quemaduras, cortadas, mordeduras, piquetes, infecciones, etc. así como miles de nuestros lectores.

## Vinagre de Sidra de Manzana para Quemaduras

Para evitar las quemaduras de viento, de sol o bien la resequedad o agrietamiento, cubra la piel expuesta con una mezcla de 50/50 VSM y Aceite Orgánico de Oliva de Bragg. Cuando se está expuesto a las inclemencias del tiempo, lleve esta mezcla a todas partes en una botellita.

Para aliviar las quemaduras de sol, aplique usando golpecitos suaves el VSM sin diluir en la piel o una compresa de VSM. Déjese puesto el VSM para ayudar a prevenir las ampollas y la caída de la piel. Para quemaduras solares de cuerpo completo, ponga una taza de VSM en agua tibia para el baño y disfrute de un remojo curativo. Luego de remojar su cuerpo, séquelo suavemente y aplique con pequeños golpecitos el VSM directamente en las áreas que lo necesitan. Espere 5 minutos, luego aplíquese también con golpecitos gel de aloe vera. Recibimos muchos testimonios agradecidos sobre el VSM (páginas a-f, 18, 20, 26, 29, 38-39, 41-42, 117-122 y visite: *bragg.com*).

## "El Vinagre de Sidra de Manzana Cura las Quemaduras"

Un testimonio de **Joel y N'omi Orr**, Chesapeake, VA: Hemos usado el Vinagre de Sidra de Manzana Bragg por muchos años y amamos su maravilloso libro sobre él. Queremos compartir algo con ustedes que creemos es uno de los más grandes beneficios que el Vinagre de Sidra de Manzana Orgánica de Bragg le trae a la humanidad (los vinagres comerciales no tienen el mismo efecto): el Vinagre de Sidra de Manzana, si es rociado sobre una quemadura de cualquier tipo, ¡detiene el dolor continuo e intenso instantáneamente y permanentemente! ¡También evita la formación de cicatrices y la infección! No sólo mantenemos una botella en nuestra cocina, también mantenemos botellas en nuestros automóviles para usar cuando las personas se queman con motores, radiadores calientes, etc. Cuando viajamos, hemos ayudado a víctimas de quemaduras de accidentes en cocinas de restaurantes, automóviles, etc. ¡Les sugerimos a todos que mantengan una botella de su vinagre cerca! Todos los que lo han probado lo alaban. El Vinagre Bragg es el mejor curador de quemaduras del mundo, ¡no importa qué tan terrible sea la quemadura! ¡Les estamos muy agradecidos! Los Joel Orrs, Chesapeake, VA

## VSM Para Piojos, Piquetes de Insectos y Mordeduras

El VSM ayuda a detener el dolor y la comezón de **piquetes de mosquitos, piquetes de insectos, picadura de abeja, piojos en la cabeza, y picaduras de medusas**, y neutraliza su veneno. Use VSM sin diluir en las áreas afectadas o una compresa de VSM diluido a como lo necesite.

## El VSM Para Infecciones de Oído y Dolores de Oído

El VSM ayuda a las **infecciones del oído medio** y al **oído de nadador**, una condición que resulta de nadar y ducharse, la cual puede causar la pérdida temporal de la audición. Diluya VSM a partes iguales con agua destilada y ponga gotas en el oído si tiene **infección de oído**, **dolor de oído** o si siente un **bloqueo de oído**. Esta solución también trata la inflamación crónica del tímpano. Las farmacias tienen goteros para oídos. Si persisten los problemas de oído y piel, es mejor ver a un profesional de la salud.

## El VSM Para Hemorroides y Comezón Rectal

Para las **hemorroides y la comezón rectal**, empape un algodón en VSM o hamamelis (Hamamelis virginiana o avellano de bruja) y presione suavemente el área para obtener alivio.

## El VSM Para Problemas de Levaduras y Hongos

Las **infecciones de levaduras y hongos** del cuerpo y membranas mucosas (tales como muguet o candidiasis oral, y en las áreas genitales de los hombres y mujeres – especialmente niños – tales como **pañalitis y tiña inguinal**) y también pie de atleta todos pueden tratarse con una solución 50/50 de Vinagre de Sidra de Manzana y agua destilada.

Para el pie de atleta, remoje los pies en una mezcla 50/50 de VSM y agua tibia dos veces al día. Además, pruebe adicionarle 2 cucharadas de sal al agua. Luego del tratamiento – enjuague, seque y espolvoree el área con almidón de maíz. Para información en la web: *athletesfootcures.org*

Para el **muguet o candidiasis oral**, haga gárgaras cada 3 horas con 1 cucharadita de VSM en medio vaso de agua tibia. Además, tome lentamente el cóctel de VSM Bragg tibio en la mañana y en la noche.

Para las **áreas genitales**, especialmente en el caso de comezón o **pañalitis**✱ en los niños, pase un algodón sobre el área afectada empapado con una solución de 1 cucharada de Vinagre de Sidra de Manzana por un cuarto de galón de agua destilada tibia 3 veces al día.

Los tratamientos para toda infección por levaduras y hongos deberá continuar por al menos 10 días o hasta que los síntomas se disipen.

42

## El VSM Para Caspa, Calvicie, Comezón en el Cuero Cabelludo, Cabello Seco y Ralo

La alta acidez (ácido málico orgánico) además de las poderosas enzimas (los químicos de vida de la "madre") en el VSM matan al "bacilo botella" (Pityrosporum ovale u hongo FM), que es un germen responsable de muchas condiciones del cuero cabelludo y cabello. Los problemas causados por él son caspa, comezón en el cuero cabelludo, cabello ralo y, a menudo, la calvicie.

Todo cabello individual tiene su propia latita aceitera. Los bacilos botella pueden taponar estas pequeñas aberturas. Se forman así escamas y pequeñas costras secas, las cuales traen como resultado la comezón y la caspa. Los cabellos desprovistos de grasa se caen o se quiebran, causando que el cabello sea ralo, o bien la calvicie. El VSM no sólo mata al bacilo botella, sino que estimula a las latitas aceiteras para que haya actividad más saludable.

---

*He sufrido de hongos de las uñas de los pies por años, al punto en que la uña se separa del dedo. Durante los últimos 10 meses, he remojado mis pies 15 minutos cada noche en su vinagre. Los resultados son asombrosos. Mis uñas están creciendo de nuevo lisas y limpias de hongos. En serio funciona. Gracias.*
*– Bill White, Corpus Christi, TX*

---

✱ *El VSM ayuda a curar las irritaciones de los bebés, niños, adultos e inclusive animales. También pruebe con ungüento de aloe vera, hamamelis, caléndula, consuelda, y metil sulfonil metano (MSM).*

**Para la caspa:** ponga 2-3 cucharadas de VSM en una taza – divida el cabello en secciones y ponga el VSM directamente con una esponja en el cuero cabelludo y envuelva la cabeza con una toalla. El VSM ayuda a restaurar el debido balance ácido/alcalino del cuero cabelludo, hágalo antes de cada champú.

**Para cabello seco:** aplique semanalmente aceite de ricino o Aceite de Oliva Bragg al cabello, y VSM al cuero cabelludo, luego envuelva en una toalla. Déjeselo puesto de 30 minutos a 3 horas antes de lavar con champú.

**Mezclas estimulantes del crecimiento del cabello:** para áreas calvas o de cabello ralo, pruebe una de estas dos mezclas: •Sobre el cuero cabelludo (2 cucharadas de VSM y una pizquita de pimienta cayena en polvo), aplique una hora antes del champú (¡mantenga fuera de los ojos!). • Mezcle una cápsula de jalea real (perfore la cápsula para abrir), una pizquita de cayena en polvo y 1 cucharadita de VSM, aplique con golpecitos en las áreas calvas – deje toda la noche. Muchos obtienen excelentes resultados.

**Mezcla para enjuague de cabello:** para un enjuague saludable luego del champú para brillo y cuerpo, agregue ⅓ de taza de VSM a un cuarto de galón de agua. Mezcle previamente en una práctica botellita plástica y mantenga en la ducha para usar.

## El VSM Para los Pies – Combate Callos, Callosidades, y Verrugas o Mezquinos

**Para Callos y Callosidades:** Primero remoje las áreas afectadas en agua tibia con ⅓ de VSM por 20 minutos. Luego de remojar, frote las áreas rápidamente con una toalla áspera, luego use una piedra pómez sola o con mango, suavemente. Ahora aplique una venda de gasa empapada en VSM toda la noche, y en la mañana prepare una venda fresca empapada en VSM para uso durante el día. Estos tratamientos ayudan a suavizar y disolver los callos y callosidades. Revise si los zapatos son confortables y calzan bien. Unos zapatos no adecuados son el mayor origen de callos, callosidades, bunios o juanetes, y ampollas. Para uso casual, los zapatos Birkenstock son grandiosos y usan plantillas ortóticas cuando se necesitan. Bríndese usted mismo pedicuras semanales, masajes y ejercite diariamente sus pies. Hacerlo mientras ve televisión es ideal. Regálese una terapia de reflexología para pies (página 108). Caminar descalzo sobre la arena, césped y en la casa es beneficioso. Sea bueno con sus pies – ¡le llevan por la vida! ¡Mantuvimos al famoso Dr. Scholl de pies, fuerte y saludable y alerta hasta casi la joven edad de 100 años!

El Dr. Scholl nos agradeció por nuestras enseñanzas de salud y dijo: "¡**Los Libros de Salud y Pies Bragg** son los mejores!"

**Para Verrugas Comunes:** Use el tratamiento VSM, pero cuidado: ¡no frote las verrugas porque puede propagarlas! Luego de remojar, use una gasa empapada en VSM, cubra con cinta adhesiva contra agua, y déjesela toda la noche. En la mañana, para el tratamiento de día, aplique una gasa empapada en aceite de ricino. En la noche puede alternar el VSM con vitamina E (perfore una cápsula). ¡Los tratamientos combinados hacen milagros, nos escriben nuestros lectores! Si las verrugas siguen siendo un problema, algunos doctores los congelan con nitrógeno líquido. Este método es rápido, seguro, fácil y usualmente no deja cicatrices.

## TE DAMOS GRACIAS

*Por las flores que se abren a nuestros pies;*
*Por el canto del pájaro y el zumbido de la abeja;*
*Por todo lo hermoso que oímos y vemos,*
*¡Padre del Cielo, te damos gracias!*

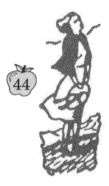

*Por el azul del arroyo, por el azul del cielo;*
*Por la grata sombra de las altas ramas;*
*Por el aire fragante y la refrescante brisa;*
*Por la belleza de los árboles en flor,*
*¡Padre del Cielo, te damos gracias!*

*Por el amor de madre y el cuidado paterno,*
*Por hermanos fuertes y hermanas bellas;*
*Por el amor en el hogar y aquí a diario;*
*Por tu guía para no extraviarnos,*
*¡Padre del Cielo, te damos gracias!*

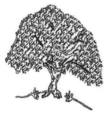

*Por esta nueva mañana con su luz;*
*Por el descanso y refugio de la noche;*
*Por la salud y alimento, por el amor y los amigos;*
*Por todo lo que Su bondad nos da,*
*¡Padre del Cielo, te damos gracias!*

- Ralph Waldo Emerson

*Mas buscad primeramente el reino de Dios y su justicia,*
*y todas estas cosas os serán añadidas.* – Mateo 6:33

*Mi padre y yo hemos compartido el Esquema del Estilo de Vida Saludable Bragg con millones de personas alrededor del mundo en las Cruzadas de Salud y Condición Física de Salud de Bragg. Ahora quisiera compartirlo con ustedes como parte del Sistema de Salud del Vinagre de Sidra de Manzana.*

*Con Bendiciones de Salud, Paz, Alegría y Amor,*

*Patricia Bragg*

# El Estilo de Vida Saludable Bragg
## El Esquema Bragg para Mejoría Física, Mental y Espiritual – Vida Saludable y Vital hasta los 120.
### – Génesis 6:3

Por
Patricia Bragg, N.D., Ph.D.

### Educadora para la Prolongación de la Vida y Campeona Pionera de la Salud

Sólo piénselo, ¡en tan sólo 90 días usted puede construir un nuevo torrente sanguíneo! No un torrente sanguíneo espeso, lento, saturado de toxinas, sino un torrente sanguíneo rico, rojo, saludable en cuanto a todas las vitaminas, minerales y nutrientes vitales necesarios para una salud radiante y duradera. Ante todo, debemos construir el contenido de salud de nuestro torrente sanguíneo. Este es uno de los grandes secretos de la vida: Mientras más nutrientes saludables haya en su torrente sanguíneo, más oxígeno va a inundar su cuerpo, purificando sus células. El oxígeno es el estimulante natural más grande. Estimula pero no deprime. Los estimulantes no naturales estimulan, ¡pero hay una secuela de depresión! El tabaco, alcohol, café, té, azúcar blanca y harina refinadas y las drogas (tanto las recetadas, las callejeras y las que no requieren receta médica) tienen este mal efecto en el cuerpo, pero no el oxígeno de Dios – ¡es el báculo de vida invisible de la salud!

Por lo tanto, en el Estilo de Vida Saludable Bragg descartamos por siempre estos estimulantes destructivos y dañinos. ¡Usted va a ser fuerte y nunca va a dejar que entren en su cuerpo de nuevo! Usted va a depender de los muchos estimulantes maravillosos, naturales para crear una fuerza vital más saludable.

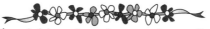

*Mas serán los días del hombre ciento veinte años. – Génesis 6:3*

Primero, usted ahora va a empezar a respirar más profundo y más lento, ¡puesto que es muy importante para una súper energía! Luego usted va a comer alimentos vivos, orgánicos, tales como ensaladas frescas, frutas y vegetales y jugos recién exprimidos que van a generar la salud y energía de su sangre.

Antes de comer o beber nada, quiero que se pregunte a usted mismo esta pregunta tan importante, "¿Irá esto a generarme un torrente sanguíneo saludable o destruirlo?" Esté alerta para proteger su preciado río de vida – ¡su torrente sanguíneo! Cuando pida líquidos, dele el mejor – agua destilada pura o jugos de alimentos vivos, tales como jugos de frutas y vegetales orgánicos y frescos. Adquiera un extractor o exprimidor de jugos. Fortalezca su sangre todos los días con jugos de naranjas, toronjas o pomelos frescos y frutas, o de zanahoria y verdes, o bien combine jugos tales como apio, tomate, remolacha y perejil, o vea la página 82. Tres de los mejores jugos para agregarle a los jugos vegetales son la espinaca cruda, repollo y berros. Para un deleite de sabor, agregue el jugo de 1 a 2 brotes de ajo (envuélvalos en hoja de vegetal para sacarles el jugo), excelente purificador y protector del corazón.

No consuma demasiado de estos poderosos jugos de alimentos vivos. ¡De una a dos pintas al día son más que suficiente! Algunas personas consiguen un exprimidor o extractor de jugos y se sobrepasan. El sobrecargar su cuerpo con jugos puede perturbar su delicado balance de azúcar en sangre. ¡Comerse la fruta entera sigue siendo lo mejor! Sólo porque algo sea bueno para usted no significa que en abundancia mucho lo sea. Como todo en la vida, ¡la moderación de su ingesta de comida es lo mejor para construir una Vitalidad Suprema!

Imagínese: ¡En tan sólo unos 11 breves meses usted tendrá un Nuevo Yo! Los billones de células suaves que conforman los ojos, nariz, piel, manos y pies, así como todos los órganos vitales de su cuerpo, serán renovadas. No necesita someterse al enorme riesgo de las operaciones de transplante de corazón, riñón ni de ninguna otra!

Usted tiene en su poder, a través de la comida que come, el líquido que usted toma y el aire que respira, la habilidad de construir un cuerpo fresco, vital desde la cabeza a los pies. ¡Lo que coma y tome hoy, estará caminando y hablando mañana! ¡Qué grandioso es nuestro Creador con nosotros, que nos dio el poder milagroso cada 90 días de reconstruir un nuevo torrente sanguíneo y cada 11 meses un cuerpo completamente nuevo!

## Deje de Morir – ¡Empiece a Vivir Saludablemente Ya!

La Biblia nos dice que . . .
**El reino de los Cielos está dentro de nosotros.**

¡Yo creo firmemente en esta afirmación! Podemos hacer de este cuerpo en el que vivimos un reino de los cielos en la tierra o podemos convertirlo en una cámara de torturas. ¡Todo depende de uno! Luego de la niñez, el tipo de cuerpo en el que uno vive va a depender estrictamente de uno mismo! ¡Yo no puedo vivir su vida por usted! ¡Ni tampoco ninguna otra persona! Usted es un adulto maduro, y debe enfrentar las realidades de la vida. Estoy segura de que usted va a poder tener la voluntad y el deseo para seguir el Estilo de Vida Saludable Bragg, así que empiece ahora a recorrer el camino hacia una Salud Superior – ¡inicie hoy mismo!

Este es el Esquema Maestro Bragg para obtener una mayor perfección física puesto que trabaja a partir de las Leyes de Dios y de la Madre Naturaleza, ¡y ellas no hacen concesiones! ¡O se siguen o lo quiebran a uno! ¡No se puede quebrantar una Ley Natural o Ley de Dios, porque lo quebrará a uno eventualmente!

## Leyes de Salud Naturales para la Perfección Física

Estas Leyes Naturales puestas en movimiento por Dios y la Madre Naturaleza Éstas son Leyes sabias y perfectas creadas para su propio bien:

- *Debe comer alimentos naturales y no comer más de la cuenta.*
- *Debe respirar profundamente el aire puro de Dios.*
- *Debe ejercitar los 640 músculos de su cuerpo.*
- *Debe darle a su cuerpo agua pura, segura y limpia.*
- *Debe darle a su cuerpo luz solar suave.*
- *No debe trabajar más de la cuenta ni sobrecargar su cuerpo; esto lleva a tensiones de estrés y agotamiento nervioso.*
- *Debe mantener el cuerpo limpio por fuera y por dentro.*
- *Debe vivir de acuerdo a la divina inteligencia y sabiduría.*

El cuerpo humano es un milagro, dele lo mejor. ¡Dentro de nosotros está el potencial inherente de llegar a ser perfectos! Es la intención de nuestro Creador tener una vida físicamente perfecta, saludable, feliz y pacífica y larga! – *Génesis 6:3*

---

*Gracias por la riqueza de información sobre salud en los Libros Bragg. He seguido su dieta vegetariana y su estilo de vida por 31 años. ¡Funciona! Doy clases en la escuela y soy salvavidas para el Departamento de Parques de Kentucky en el verano. ¡Sigo nadando una milla por día! Gracias y que Dios continúe bendiciendo su proyección de salud!* – Steve House, London, Kentucky

# Disfrute de los Alimentos de la Madre Naturaleza y de Dios

Cuando no estamos físicamente perfectos, estamos fuera de armonía con el designio del Creador, y por lo tanto fuera de armonía con la intención, voluntad y ley de Dios (3 Juan 2). En palabras más simples, estamos, en nuestros hábitos de vida poco saludables, en oposición a la voluntad de Dios y de la Madre Naturaleza. Así, usted puede ver que para alcanzar la perfección física, debemos vivir correctamente en todos los cuatro planos importantes: el físico, el mental, el emocional y el espiritual. Viviendo en el plano físico de forma correcta, podemos entonces alcanzar un estado mental, emocional y espiritual más alto para la perfección.

Si usted come los Alimentos de Dios y de la Madre Naturaleza y construye un torrente sanguíneo saludable y limpio, usted va a estar mentalmente más despierto. La parte más maravillosa de vivir de acuerdo con este esquema es que vamos a encontrar una nueva calma que nos envuelve. ¡Usted experimentará un nuevo sentimiento de confianza, paz, alegría y serenidad! Cuando toda célula, órgano y parte del cuerpo esté funcionando perfectamente, el cuerpo se torna más perfecto física, mental, emocional y espiritualmente. ¡Qué satisfacción más completa sentirá usted al vivir el Estilo de Vida Saludable de Bragg y estar cosechando los grandes premios de una vida más saludable, feliz, fuerte y más plena!

Su grado de perfección física es la medida de sus esfuerzos al participar de los alimentos adecuados, ejercicios, respiración profunda y pensamientos juveniles. Este es el designio e intención de su Creador para la salud, para que usted pueda volverse fuerte y permanecer físicamente saludable, joven, activo y útil, ¡sin importar su edad! Admiramos cuatro vidas ejemplares de servicio dedicado: Albert Einstein, Gandhi, Albert Schweitzer, la Madre Teresa.

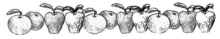

*Propague el amor donde quiera que vaya: primero que todo en su propio hogar. Deles amor a sus hijos, a su esposa o esposo, a un vecino que vive a la par . . . No deje que nadie venga a usted sin que se vaya mejor y más feliz. Sea la expresión viviente de la bondad de Dios; bondad en su cara, bondad en sus ojos, bondad en su sonrisa y bondad en su saludo cálido.* – Madre Teresa

---

*Las frutas orgánicas están llenas de vida para la salud, mente y cuerpo.*

---

*La fruta es lo que tiene más relación con la luz. El sol vierte un raudal de luz dentro de las frutas, y ellas brindan la mejor poción de alimentos que un ser humano pueda necesitar para el sustento de la mente, cuerpo y vida.* – Louisa May Alcott, 1868

48

## El Estilo de Vida Saludable Bragg Promueve una Súper Salud y Longevidad

El Estilo de Vida Saludable Bragg consiste en comer una dieta de 60-70% de alimentos frescos, vivos, cultivados orgánicamente; vegetales crudos, ensaladas, frutas y jugos frescos; brotes, semillas y nueces crudas; panes, pasta, cereales 100% integrales y frijoles y legumbres nutritivos. Éstos son los "alimentos vivos" sin colesterol, sin grasa y sin sal que se combinan para conformar el combustible corporal que crea personas saludables y vivaces que desean ejercitarse y estar en forma. Esta dieta saludable también genera energía. ¡Ésta es la razón por la que las personas se revitalizan y renacen a una vida nueva y fresco llena de alegría, salud, vitalidad, juventud y longevidad! ¡Hay millones de saludables seguidores de Bragg alrededor del mundo que prueban que este Estilo de Vida Saludable Bragg sí funciona!

## Resolución Matutina Para Empezar Su Día

Este día viviré una vida simple, sincera y serena; voy a repeler prontamente cada pensamiento de impureza, descontento, ansiedad, miedo y desánimo. Cultivaré la salud, la alegría, la felicidad, la caridad y el amor a la hermandad; ejerceré la economía en los gastos, la generosidad al dar, el cuidado en la conversación y la diligencia en el servicio asignado. Prometo fidelidad a todo lo que se me confíe, y una fe de niño en Dios. Seré fiel a los hábitos de orar, estudiar, trabajar, nutrición, ejercicio físico, respiración profunda y buena postura. Ayunaré por un periodo de 24 horas todas las semanas, comeré sólo alimentos saludables y obtendré suficientes horas de sueño cada noche. Haré todos mis esfuerzos para mejorar física, mental, emocional y espiritualmente cada día.

*Oración Matutina usada por Patricia Bragg y su padre, Paul C. Bragg*

**Amado, yo deseo que tu seas prosperado en todas las cosas,
y que tengas salud, así como prospera tu alma. – 3 Juan 2**

*Ésta es la Meta de Dios y la Nuestra para Usted –
¡Una Súper Salud Radiante! – 3 Juan 2*

*Con cada nuevo día viene nueva fuerza y nuevos pensamientos.* – Eleanor Roosevelt

## ¡Nunca Es Demasiado Tarde Para Buscar Y Construir Una Salud Radiante!

¡El Creador nos dio la inteligencia y poder de razonamiento para tomar control de nuestros cuerpos! ¡Pero la carne es tonta! Usted puede meterle cualquier cosa a su estómago y casi salirse con la suya, ¡hasta que llega el día de ajuste de cuentas! La mayor parte de las personas vive así, ¡porque creen que son indestructibles! ¡Pero qué lección más triste aprenden luego de vivir 40 ó 50 años de mala forma! Las enfermedades y los dolores penetran subrepticiamente en sus cuerpos, ¡haciéndoles la vida miserable y probándoles que su sueño de indestructibilidad era un mito y una mentira!

Viva por medio de la mente razonante, en vez de por los sentidos del cuerpo. Los tontos sentidos están constantemente tentándolo a hacer exactamente lo que destruye su maravilloso cuerpo. Observe a su alrededor los tristes y deplorables espectáculos humanos. Personas débiles, personas mentalmente deprimidas, ¡y enfermedades por doquier! El sufrimiento de la persona promedio – es triste pero cierto – es autoinfligido . . . ¡un lento auto-homicidio!

50

*Todo lo que el hombre siembre, eso también segará.* – La Biblia

Debemos saber y observar el hecho de que todo en el universo está siempre gobernado por leyes definitivas. Si entendemos y seguimos estas leyes universales de salud, ¡sembraremos las semillas de una vida constructiva y saludable!

¡Haga de cada día un día saludable y cada día usted mejorará! Usted sentirá una nueva fuerza y energía inundando su cuerpo. ¡Las sensaciones que experimentará cuando viva al 100% el Estilo de Vida Saludable Bragg son indescriptibles! Qué sensación tan increíblemente poderosa y alegre es estar totalmente vivo y vigoroso, con energía ilimitada y una poderosa fuerza nerviosa. Un ejemplo asombroso es el siempre joven Jack LaLanne, ¡quien está lleno de energía! (página 97)

Las personas débiles encuentran excusas pobres para continuar viviendo su estilo de vida poco saludable. Le dirán que están demasiado viejos para empezar el Programa del Estilo de Vida Saludable Bragg. ¡La edad no tiene poder, ni es tóxica! El tiempo es sólo una medida. Hace mucho, la familia saludable de Bragg decidió dejar de vivir de acuerdo a años calendario. ¡Sólo vivimos por años biológicos y nos sentimos sin edad!

# Millones Sufren de Envejecimiento Prematuro

Hay millones de personas en sus 30s y 40s que están, es triste decirlo, prematuramente viejas biológicamente hablando. Y sin embargo, ¡hay personas en sus 70s, 80s y 90s que están biológicamente jóvenes, activas, saludables y felices! *¡La segunda mitad de la vida es la mejor!*

En nuestra opinión, si usted está experimentando envejecimiento prematuro, usted está sufriendo de una condición altamente tóxica y de deficiencias nutricionales innecesarias. Éstas son las causas principales de la mayoría de los problemas humanos. El Estilo de Vida Saludable Bragg le mostrará cómo desaparecer estos viciosos enemigos. Desde este momento en adelante, ¡pare de vivir de acuerdo a años calendario! Olvídese de sus cumpleaños, como lo hacemos nosotros. Todos renacemos cada segundo del día a medida que nuevas células corporales se crean constantemente.

¡Deje de hablar de volverse viejo! Desde este momento en adelante, no tendrá edad excepto la biológica, y ésta va a ser controlada por usted. Todos los días dígase a sí mismo . . .

## ¡Me Mantendré Joven, Activo, Feliz y Saludable!

¡Dígalo repetidamente, quémeselo en la profundidad de su mente y brillará por el resto de los días de toda su larga y feliz vida!

La mayor parte de las personas tiene un miedo terrible de envejecer. Se imaginan medio ciegos, con pérdida de la audición, sin dientes, energía y sin vitalidad o seniles. Se ven como cargas para sus familias y amigos. Se ven solos en un hogar de ancianos, olvidados, con la enfermedad de Alzheimer.

A pesar del miedo a envejecer y al tren de enfermedades que conlleva, usted puede evitar esta tragedia humana. ¡Puede brincarse este terrible periodo cambiando como vive desde hoy en adelante! Hoy es el día para prepararse contra volverse senil y decrépito. Por eso le insto a seguir las sabias y maravillosas leyes de la Madre Naturaleza. ¡Se volverá más joven a medida que vive más! De esto se trata este programa de salud: ¡La preservación de su preciosa salud vital por una larga, plena vida!

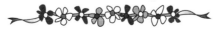

*Un cuerpo fuerte y un semblante brillante, feliz y sereno sólo pueden ser el resultado de la colección pura de pensamientos de gozo, buena voluntad y serenidad que penetran en la mente, corazón y alma.* – James Allen

## El Cuerpo Tiene la Semilla De la Vida Eterna

Aparte de accidentes fatales, no hay una razón para que una persona deba irse antes de tiempo. Se ha comprobado por algunas de las más grandes mentes científicas que no hay enfermedades especiales de la vejez. Una persona no debería morir sólo porque llegan a tener 60, 70, 80 o 90 años, porque la edad calendario no es tóxica. Las personas crean sus toxinas con sus hábitos de comer y de vida.

La mayor parte de las personas mueren de alguna condición fatal que han establecido en sus cuerpos por vivir incorrectamente o por violar las leyes naturales que gobiernan el cuerpo físico.

Los dos grandes enemigos de la vida son los venenos tóxicos (encontrados en algunas comidas, aire, agua y tierra) y las deficiencias nutricionales causadas por una dieta poco saludable. La mejor manera de prevenir enfermedades es comer alimentos vitales, saludables (si son orgánicos son mejores y más seguros), especialmente aquéllos altos en potasio. Éstos le brindan al cuerpo la nutrición correcta y generadora de vida.

Cada 90 días un nuevo torrente sanguíneo, el río de la vida, se construye en el cuerpo por las comidas que usted ingiere, los líquidos que toma y el aire que respira. A partir del torrente sanguíneo se hacen, nutren y mantienen las células del cuerpo. Cada 11 meses tenemos un nuevo juego de billones de milagrosas células corporales y cada 2 años, tenemos un juego totalmente nuevo de huesos y tejidos duros. ¡No existe una razón para volverse viejo porque el cuerpo está constantemente limpiándose y renovando sus células para mantener su precioso templo humano saludable para una vida larga, plena, feliz!

## ¡La Prevención Sabia Le Mantiene Saludable, Joven y Vigoroso!

El alargar la vida por medio de un tratamiento especial para miserias crónicas a menudo significa tan sólo añadir años de mala salud y miseria a la vida de una persona. Esto a menudo se le llama la muerte viviente. ¿Quién quiere extender su vida sólo para sufrir? Nosotros decimos, la función del sanador es evitar la enfermedad y padecimiento. ¡Ninguna persona puede curarle! ¡Sólo usted mismo puede sanarse! Para poder ser saludable, es esencial aprender cómo vivir saludablemente para poder estar saludable siempre. Se dice que –

¡Una onza de prevención vale una tonelada de remedio!

¡Mi padre y yo siempre les enfatizamos a nuestros lectores que la prevención es siempre más saludable y mejor, y no tiene precio!

*Dieta para salud y juventud* – Su dieta debería estar compuesta de un 60-70% de frutas crudas y de vegetales crudos o al vapor, horneados o cocidos en wok. Con este hábito, tales condiciones como malestar estomacal, miserias y estreñimiento, que a menudo ocurren en niños y adultos, pueden ser evitados (páginas 23-24). Lo que sale debe ser igual a la ingesta. Usted deberá tener una deposición después de levantarse y después cada comida.

*El más grande enemigo de la salud es el estreñimiento*, pero esto puede ser eliminado con una dieta que le da suficiente fibra, humedad, lubricación y ejercicio vigoroso de toda la cavidad abdominal (páginas 24, 91). En algunas partes remotas del mundo, donde hemos viajado lejos de las influencias de la llamada civilización moderna, la humanidad tiene el hábito normal de defecar luego de cada comida. Quiero que usted se entrene a sí mismo a tener una deposición luego de levantarse y luego de cada comida. A los niños se les puede enseñar este importante hábito saludable desde la infancia. Al vivir el Estilo de Vida Saludable Bragg fielmente, ¡el estreñimiento desaparece!

## La Buena Eliminación es Vital Para la Salud 53

Los estudios revelan la presencia de venenos tóxicos en los casos de estreñimiento. Cuando estas toxinas son absorbidas por la circulación general, el hígado "su órgano desintoxicante" no es capaz de lidiar con ellas. Estas toxinas son entonces lanzadas de vuelta al organismo para causar enfermedades degenerativas, toxemia, cáncer, envejecimiento prematuro, enfermedad y falta de energía, etc.

Su estilo de vida y dieta juegan un papel muy importante para mantener su salud, buena eliminación, y la prevención de la enfermedad. La investigación muestra que las dietas compuestas de harina blanca y azúcares refinados; carnes preservadas, tales como salchichas y embutidos; arroz blanco; café, té, refrescos de cola y alcohol; margarina; vegetales sobrecocinados; alimentos con mucha grasa, azucarados, salados y procesados crean serios problemas de salud, especialmente en el área del colon y tracto intestinal, y en las áreas del corazón y respiratorias. ¡Nunca es buena idea comer alimentos refinados, procesados, embalsamados y muertos, y poco saludables!!!

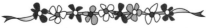

*El cuerpo humano es su propio y mejor farmacéutico. Las recetas más exitosas son aquéllas brindadas por el cuerpo mismo.* – Norman Cousins

## Su Energía es la Chispa de Encendido de su Cuerpo

Su energía viene de la chispa de la vida, la cual se mantiene por medio de la energía atómica contenida dentro de cada célula del cuerpo humano. Incorpora electrones, protones y neutrones. Está constantemente descargando sus compuestos iónicos a medida que usted gasta energía en juego o trabajo, ya sea mental o físicamente, de acuerdo con las leyes de la naturaleza. Esta pérdida de energía debe ser reemplazada. Cada célula en su cuerpo es como una batería que, cuando está descargada, debe recargarse. Esto se lleva a cabo principalmente a través de la ingesta de comida, respiración adecuada, descanso y ejercicio, lo cual ayuda a recargar sus billones de células.

**Ahora bien, hay dos clases de comida: La primera tiene una baja tasa de vibración de salud**, como la comida chatarra que mencionamos: los alimentos procesados, con muchos químicos y muertos, como las harinas y azúcares refinados, etc. Es imposible tener un cuerpo joven y dinámico cuando año tras año, usted lo alimenta con comida y bebidas con una tasa baja de vibración.

## Los Alimentos con una Alta Vibración de Salud Contienen una Sustancia Dadora de Vida

Cuando usted come sólo las comidas que son altas en vibración de salud, ¡su cuerpo se desempeña y funciona por la Ley Universal de Dios y se vuelve un instrumento milagroso de autoinicio, autogobernacion y autogenerador! Yo quiero que usted viva por las Leyes de la Madre Naturaleza y de Dios para que su cuerpo sea un fino instrumento que funciona por una larga vida. Si usted tiene el deseo de retener la vitalidad, energía y entusiasmo de la juventud, y el deseo de volver atrás el reloj del Padre Tiempo; cuando su cuerpo está doblado, sus ojos apagados y su caminar pausado a una edad en que usted debería estar boyante con el espíritu de la juventud, entonces yo digo:

*"Sólo hay una manera de vivir y esa es de la*
*Manera Saludable de la Madre Naturaleza y de Dios!"*

*Millones de estadounidenses están cometiendo suicidio lento con su estilo de vida inactivo y poco saludable; el comer mucha carne, las dietas altas en azúcar y grasa; además de fumar, tomar alcohol y usar drogas – todo esto daña sus órganos y la parte interna de sus arterias, ¡sumándole problemas de salud más graves a su vida!*
– Patricia Bragg, N.D., Ph.D., Campeona Pionera de la Salud

El Programa de Estilo de Vida Saludable de Bragg consiste sólo de **alimentos** con una **tasa alta de vibración de salud**. Muchos tienen la idea preconcebida de que la proteína animal es la tasa alimentaria más alta. Aunque la proteína es un nutriente importante para el cuerpo, la proteína vegetariana es más saludable y mejor. Las frutas y vegetales frescos orgánicos tienen altas vibraciones de salud. La fruta produce el azúcar sanguíneo, lo cual ayuda a alimentar los nervios del cuerpo. La fruta tiene doble propósito en el cuerpo. Primero, es rica en azúcar sanguíneo; segundo, es un desintoxicante importante y destructor de toxinas dañinas que dañan al cuerpo.

## Las Alergias Son A Menudo El Cuerpo Que Se Está Limpiando

A menudo oirá decir a las personas, "Yo soy alérgico a la toronja, melocotones, fresas, etc." Estas personas no tienen idea de qué están haciendo estos alimentos en sus cuerpos. Para darle un ejemplo, cuando mi padre Paul Bragg fue criado en el sur, su dieta típica era rica en proteína animal y grasa de cerdos, pollos, res y ovejas criados por ellos. En cada comida, tenían una variedad de estas proteínas de carne. Me da tristeza decir que acompañando a estos platillos iban panecillos de harina blanca, pan, papas fritas e inevitablemente un postre pesado y azucarado como pastel de manzana.

Cuando asistió a la escuela militar (página 10) de los 12 años en adelante, su cuerpo se saturó tanto con venenos tóxicos, mucosidad y residuos pútridos de alimentos que, cuando comía fruta fresca, sufría no sólo de urticaria, sino también de resfríos, dolores de cabeza y dolores en general. ¡Éstas fueron erróneamente consideradas reacciones alérgicas! Pero eran respuestas naturales y de autolimpieza de su cuerpo que lo quería saludable y limpio. ¡Las frutas limpiadoras estaban sacando la mucosidad y toxinas a través de su piel, pulmones, etc.! Evitó comer estos alimentos vitales hasta que se convirtió en un defensor de la salud a los 16. Sólo después de haberse limpiado y purificado con comidas saludables, vinagre de sidra de manzana, y ayuno fiel un día por semana, y ayunos ocasionales más largos – fue entonces que pudo disfrutar de frutas y vegetales frescos sin reacciones negativas.

*Hay mucha falsa economía: están aquéllos que son demasiado pobres para obtener las frutas y vegetales de temporada, pero sí tienen pastel y pepinillos en salmuera todo el año. No pueden comprar manzanas, pero pueden tomar té y café a diario.*
– Health Calendar, 1910

A través del ayuno y la nutrición cuidadosa, él lentamente se desintoxicó y pudo comer todas las maravillosas comidas naturales sin experimentar las reacciones de limpieza alérgicas de su juventud. Su tuberculosis temprana fue el resultado de estas comidas equivocadas. Por esta razón, las personas que han estado viviendo de una dieta alta en proteína animal, grasas, sal, almidones y azúcares refinados no pueden inmediatamente incluir una gran cantidad de frutas y vegetales frescos en sus dietas. Es mejor introducir lentamente el Estilo de Vida Saludable Bragg para darle oportunidad al cuerpo de que se limpie suavemente.

**Dieta de Transición de Salud** – Todo aquél que quiera vivir una vida saludable debe comprender exactamente qué está pasando con la química de su cuerpo. Las frutas y vegetales frescos y orgánicos ayudan a purgar las toxinas. No puede apresurarse al cuerpo. Le toma a la persona promedio un largo tiempo saturar su cuerpo con venenos tóxicos. ¡Ahora va a tomar tiempo purgar este residuo con esta dieta de transición!

Mientras más frutas y vegetales crudos orgánicos se condicione a manejar, ¡más limpio se volverá su cuerpo! Por lo tanto, reconozca estos alimentos, los cuales tienen la vibración de salud más alta. Pero, por favor, ¡respete su acción limpiadora y desintoxicante!

> **Usualmente comemos un 100% de comidas de frutas, vegetales y ensaladas por algunos días, pero usualmente nuestras comidas son 60-70% crudas:**

**Desayuno:** jugo fresco, crudo (naranja, toronja, o zanahoria, apio, ajo, espinaca, etc.) o fruta cruda (en temporada, melón, chabacanos, bayas, melocotones, nectarinas, etc.) o el Smoothie de Energía Bragg delicioso y nutritivo, en la página 71.

**Almuerzo:** ensalada de gran variedad con vegetales frescos de hoja verde, brotes, y unas cuantas nueces o semillas crudas (girasol, ajonjolí, calabaza, almendras, pacanas, nueces de nogal, etc.). Ver página 72.

**Cena:** ensalada variada, seguida de dos vegetales frescos al vapor, horneados o cocidos en wok y uno de los siguientes: frijoles, lentejas, arroz integral, pasta integral, tofu (cuajada de soya), papas horneadas o al vapor.

Recuerde agregar su VSM diario en su dieta con el Cóctel de VSM y rociar VSM sobre las verduras de hoja verde, coliflor, calabacín, brócoli, col, ejotes verdes, etc. al vapor. Es también especialmente delicioso sobre ensaladas verdes.

Se les dice a las personas que deben iniciar su día con un gran desayuno, para darles gran energía en las horas de la mañana. Así, se llenan de cereal procesado con leche y azúcar; huevos y jamón; o tocino y huevos; pilas de panqueques o pan tostado con mantequilla y jalea. Todo esto es acompañado con café, leche o cocoa. Notará que no hay frutas frescas en esta comida.

Sólo una persona haciendo el ejercicio físico más extenuante podría siquiera quemar una comida como esta, y aun así dudo que lo pueda hacer. Toda la energía vital del cuerpo sería necesaria para digerir este desayuno de pesadas proteínas animales y grasas, almidones refinados y azúcar blanca. Demasiado a menudo, se quedan rezagados en el estómago como una tonelada de ladrillos y deben ser dinamitados. ¡Ahora usted sabe por qué hay tanta indigestión y estreñimiento y por qué los laxantes son uno de los artículos de mayor venta de las farmacias!

¿Cómo puede una comida grande como ésta darle a una persona fuerzas para sus deberes matutinos? ¡La verdad es que no puede! Así es como a los padres y, consecuentemente, a sus niños, les lavan el cerebro los grandes intereses comerciales de la industria alimentaria que venden todos sus alimentos comerciales, azucarados, poco saludables y sin valor. ¡Usted debe cambiar sus ideas sobre la comida! Aprenda a comer con moderación. Es importante no sobrecargar su cuerpo de combustible. Si sobrecarga de alimento su cuerpo, lo tapona. ¡Una dieta de alimentos saludables, orgánicos, crudos con una tasa alta de vibración le ayudará a mantenerse limpio por dentro y a usted más saludable!

---

*¡El cuerpo es autolimpiador y autosanador! Es nuestro deber, si queremos una salud vibrante y gloriosa, hacer todo lo que podamos para hacer que el cuerpo trabaje eficientemente para mantener una súper salud vital. No sólo es necesaria una dieta saludable, sino también los buenos hábitos de dormir, la actividad física, respiración completa, profunda y una mente serena y pacífica. No podemos vivir sólo de pan. Debemos tener comida espiritual. Además, tener como meta un balance saludable perfecto: ¡físico, mental, emocional y espiritual!*

**Con Sus Manos Usted Prepara Salud o Enfermedad** – *Es decisión suya. Quienes proveen el alimento para el mundo, ¡deciden la salud del mundo! Una vasta multitud de la raza humana es masacrada por una cocina incompetente. No importa que haya tomado lecciones de música, pintura, etc., usted no está bien educado a menos que haya tomado lecciones en cómo preparar comidas sanas. Puede preparar salud o enfermedad con sus dos manos. El planeamiento y preparación saludables, nutricionales, producen alimentos saludables, deliciosos y cuerpos saludables.*

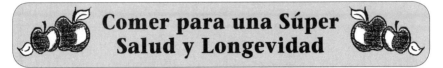

# Comer para una Súper Salud y Longevidad

## Los Vegetarianos Son Más Saludables y Viven Más

La mayoría de los nutricionistas poco informados llaman a la carne la fuente #1 de proteína. Esas proteínas que vienen del reino vegetal son llamados proteínas #2 (ver página 60). ¡Éste es un triste y terrible error! ¡Debería ser al revés! En este día y etapa, casi todas las carnes están cargadas de herbicidas, fungicidas, pesticidas y otros químicos que son rociados, o bien vertidos, sobre el alimento que estos animales consumen. Además, ¡son llenados de hormonas, antibióticos, estimuladores del crecimiento y drogas tóxicas para engordarlos y mantenerlos sin morirse de las condiciones poco saludables en las que viven! ¡Tenga cuidado de todo producto animal!

## Las Comidas Bajas en Grasa Reducen el Riesgo de Enfermedad Cardiaca

58

Un gran reporte británico de investigación del Dr. George Miller, del Medical Research Council de Gran Bretaña, dijo: *"Las comidas altas en grasa hacen que la sangre sea más propensa a coagularse dentro de las 6 a 7 horas luego de comer. Las comidas bajas en grasa pueden casi inmediatamente revertir esta condición. La mayoría de los ataques del corazón ocurren en las horas de la mañana. Una razón puede ser los efectos coagulantes durante la noche de una cena alta en grasas. Los investigadores creen que al reducir las grasas de una dieta, ¡usted puede agregarle años a su vida y reducir el riesgo de enfermedad cardiaca!"* Las investigaciones de la Universidad de Chicago y de Stanford apoya la declaración de Miller que las comidas vegetarianas, bajas en grasa, basadas en vegetales para un corazón saludable, con muchas frutas, ensaladas y vegetales frescos, ¡son las mejores y más seguras! (Ver Hábitos Saludables para el Corazón, página 19.)

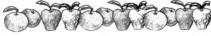

*Muchos estudios muestran que las personas que bajan sus niveles de colesterol por medio de dieta pueden enlentecer, e inclusive revertir, la aterosclerosis, y reducir el riesgo de infarto.*
– Universidad de California, Berkeley Wellness Letter • www.berkeleywellness.com

*Los vegetales son clave para mantenerse saludable. Están repletos de fibra y antioxidantes que atrapan las moléculas de radicales libres que ocasionan el cáncer.*
– Connie Mobley, Ph.D., R.D., Centro de Ciencias de la Salud de la Universidad de Texas

*El secreto de la longevidad es comer inteligentemente.* – Gayelord Hauser

## Eliminar la Carne es Más Seguro y Saludable

Vaya a lo seguro, conviértase en un vegetariano saludable. Vea lo que le dan como alimento al ganado – las carcasas muertas, molidas de otros animales de engorde que, por una variedad de razones, no lograron llegar al matadero.

Hablando de la escena del matadero, ¿qué clase de reacción química supone usted que ocurriría en su cuerpo si alguien le pone un collar estrangulador alrededor de su cuello para mantenerlo en línea, lo empujara sobre una banda transportadora y le hiciera ver con horror cómo todos en la línea son decapitados uno por uno? Pues bien, ¡su cuerpo estaría tan lleno de adrenalina de todo ese miedo que usted no sabría qué le sucedió! La adrenalina sin usar es extremadamente tóxica. Si piensa por un minuto que la mayoría de la comida que consume no está repleta con esta sustancia tóxica, ¡está tristemente equivocado!

Además, considere el hecho de que el ganado, ovejas, gallinas, etc., son todos vegetarianos. Cuando usted los come, están simplemente comiendo vegetales contaminados. ¿Por qué no brincarse todos los desechos y toxinas y simplemente comer  vegetales saludables y orgánicos?

¿Y qué hay del mito de que tiene que comer carne para obtener su proteína? Si eso fuera cierto, ¿de dónde supone usted que los animales de granja, especialmente caballos, obtienen su proteína? ¡Son vegetarianos! Obtienen su proteína de los granos y pastos que comen. Usted no es diferente. Puede obtener las proteínas que necesita de la gran variedad de granos enteros, tofu, nueces crudas, semillas, frijoles, frutas y vegetales que Dios puso en este planeta para su salud. Estudie el Cuadro de % de Proteínas Vegetales, (página 60).

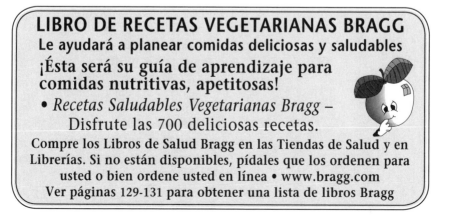

*Extracto del Libro Bragg del Corazón Saludable (Bragg Healthy Heart Book).*
*Copie la página y compártala con su familia, amigos, etc.*

# Cuadro de % de Proteína Vegetariana

| LEGUMBRES | % |
|---|---|
| Brotes de frijol de soya | 54 |
| Cuajada de frijol de soya | 43 |
| Harina de soya | 35 |
| Haba de soya | 35 |
| Habas | 32 |
| Lentejas | 29 |
| Guisantes partidos | 28 |
| Alubias rojas | 26 |
| Frijoles blancos | 26 |
| Frijol de lima | 26 |
| Garbanzos | 23 |

| VEGETALES | % |
|---|---|
| Espirulina (algas) | 60 |
| Espinaca | 49 |
| Espinaca de Nueva Zelanda | 47 |
| Berros | 46 |
| Col rizada | 45 |
| Brócoli | 45 |
| Coles de Bruselas | 44 |
| Hojas de nabo | 43 |
| Berzas | 43 |
| Coliflor | 40 |
| Hojas de mostaza | 39 |
| Hongos o setas | 38 |
| Col china | 34 |
| Perejil | 34 |
| Lechuga | 34 |
| Arvejas o guisantes verdes | 30 |
| Calabacín oscuro | 28 |
| Ejotes verdes | 26 |
| Pepinos | 24 |
| Hojas de diente de león | 24 |
| Pimiento Verde | 22 |
| Alcachofas | 22 |
| Repollo | 22 |
| Apio | 21 |
| Berenjena | 21 |
| Tomates | 18 |
| Cebollas | 16 |
| Remolachas | 15 |
| Calabaza | 12 |
| Papas o patatas | 11 |
| Camotes | 8 |
| Boniatos | 6 |

| GRANOS | % |
|---|---|
| Germen de trigo | 31 |
| Centeno | 20 |
| Trigo, duro rojo | 17 |
| Arroz silvestre | 16 |
| Trigo sarraceno (alforfón) | 15 |
| Avena | 15 |
| Mijo | 12 |
| Cebada | 11 |
| Arroz integral | 8 |

| FRUTAS | % |
|---|---|
| Limones | 16 |
| Melón Honeydew (rocío de miel) | 10 |
| Melón cantaloupe | 9 |
| Fresa | 8 |
| Naranja | 8 |
| Moras | 8 |
| Cereza | 8 |
| Durazno | 8 |
| Uva | 8 |
| Sandía | 8 |
| Mandarina | 7 |
| Papaya | 6 |
| Melocotón | 6 |
| Pera | 5 |
| Banana | 5 |
| Toronja o pomelo | 5 |
| Piña o ananás | 3 |
| Manzana | 1 |

| NUECES Y SEMILLAS | % |
|---|---|
| Semillas de calabaza | 21 |
| Semillas de girasol | 17 |
| Maní o cacahuate | 16 |
| Nueces de nogal negro | 13 |
| Semillas de ajonjolí o sésamo | 13 |
| Almendras | 12 |
| Anacardos o marañones | 12 |
| Nueces de Macadamia | 9 |

Datos tomados de *Nutritive Value of American Foods in Common Units*, Manual USDA #456 de Agricultura. Reimpreso con permiso del autor, de *Diet for a New America*, John Robbins (Walpole, NH: Stillpoint Publishing)

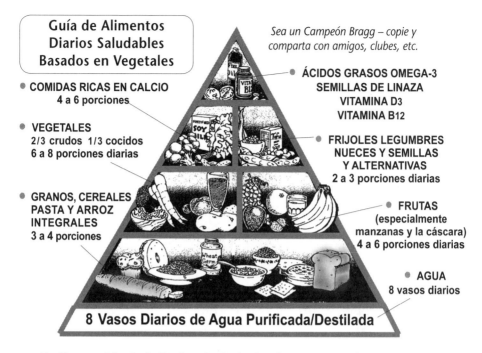

**Guía de Alimentos Diarios Saludables Basados en Vegetales**

*Sea un Campeón Bragg – copie y comparta con amigos, clubes, etc.*

- **COMIDAS RICAS EN CALCIO**
  4 a 6 porciones

- **VEGETALES**
  2/3 crudos  1/3 cocidos
  6 a 8 porciones diarias

- **GRANOS, CEREALES PASTA Y ARROZ INTEGRALES**
  3 a 4 porciones

- **ÁCIDOS GRASOS OMEGA-3 SEMILLAS DE LINAZA VITAMINA D3 VITAMINA B12**

- **FRIJOLES LEGUMBRES NUECES Y SEMILLAS Y ALTERNATIVAS**
  2 a 3 porciones diarias

- **FRUTAS**
  (especialmente manzanas y la cáscara)
  4 a 6 porciones diarias

- **AGUA**
  8 vasos diarios

**8 Vasos Diarios de Agua Purificada/Destilada**

La ilustración de la Pirámide Guía de Alimentos arriba representa un modo idóneo de comer para lograr una nutrición óptima, salud y bienestar. Notará que esta Pirámide Guía de Alimentos está  basada en alimentos vegetales orgánicos y saludables, con énfasis en el agua pura, frutas, vegetales, granos enteros, alimentos de proteína vegetal, alimentos de calcio no lácteos, y nueces y semillas crudas. Comer una dieta basada en estas guías de dieta le ayudará a obtener los nutrientes que usted necesita para una salud óptima. No sólo es el mejor tipo de dieta para bienestar, prevención de enfermedades y longevidad, sino que también proporciona el balance adecuado para construir un sistema nervioso saludable.

**Agua Pura:** en la base de la pirámide está el agua pura. Recomendamos beber agua pura destilada como el mejor tipo de agua para el cuerpo. Tome al menos ocho vasos de 8 onzas diarios y más si su estilo de vida (deportes, trabajo, etc.) lo requiere.

**Granos Enteros:** los granos enteros son el siguiente nivel de la pirámide. Evite todos los productos de granos procesados, refinados y coma sólo productos de pan de grano entero y cereal sin refinar. Los granos tales como trigo entero, arroz integral, avena, mijo, quinoa, así como panes y cereales 100% de grano entero, son los mejores. Una porción de granos enteros es igual a 1 tajada de pan de grano entero, 1 onza de cereal de grano entero listo para comer, 1 taza de granos enteros cocidos tales como arroz integral, avena, u otros granos, 1 taza de pasta o fideos de trigo integral (u otro grano integral), y 1 onza de algún otro producto de grano entero. Le recomendamos comer 3-4 porciones de granos integrales por día.

**Vegetales:** ¡Le recomendamos comer cuantos vegetales orgánicos y crudos pueda (sin cocinar, en ensaladas, aderezos, jugos, etc.)! Cuando usted cocina los vegetales, no los sobrecocine. Hacerlos al vapor o saltearlos ligeramente es lo mejor.

Mientras más coloridos sus vegetales, mejor son para su salud pues contienen más nutrientes valiosos y fitoquímicos saludables. Una porción de vegetales es igual a 1 taza de vegetales cocidos o 1 taza de vegetales crudos, 1 taza de ensalada, ¾ de taza de jugo de vegetales. Recomendamos ingerir de 6 a 8 porciones o más de vegetales diarias.

**Frutas:** como los vegetales, mientras más coloridas sean las frutas mejor son para usted. Trate de ingerir frutas orgánicas lo más posible. Una porción de fruta es igual a 1 manzana mediana, banano, naranja, pera u otra fruta; ½ taza de fruta, ½ taza de jugo de frutas o ¼ de taza de fruta seca. Recomendamos comer de 4 a 6 porciones o más de frutas orgánicas diariamente.

**Alimentos con Calcio:** Estos son alimentos ricos en calcio derivados de plantas. La fuente vegetal de calcio es más saludable que la láctea puesto que no contiene grasas saturadas ni colesterol. Los alimentos ricos en calcio saludables contienen alimentos como leche de soya, tofu, brócoli y verduras de hoja verde. Los ejemplos de porciones de alimentos ricos en calcio derivados de plantas incluyen: 1 taza de leche de soya, ½ taza de tofu, ⅓ de taza de almendras, 1 taza de hojas verdes cocinadas o 2 tazas de hojas verdes crudas altas en calcio (col rizada, berza, brócoli, bok choy o acelga china, u otras hojas verdes chinas), 1 taza de frijoles ricos en calcio (por ejemplo, soya, blancos, habichuelas blancas, Great Northern), ½ taza de algas, 1 cucharada de melaza cocidas, 5 o más higos. Recomendamos ingerir 4 a 6 porciones de alimentos ricos en calcio no lácteo saludables al día.

---

*No hay sustituto para una dieta saludable de frutas, vegetales, granos y legumbres orgánicas. La deficiencia de vitaminas usualmente ocurre sólo luego de semanas o meses de ingesta por debajo de los niveles diarios recomendados.*
– Complete Guide to Natural Healing

---

*Busque y selecciones alimentos enteros, frutas y vegetales orgánicos, y panes y cereales enteros y orgánicos, etc. en vez de productos comerciales, enlatados, azúcar refinada, productos azucarados, y otros productos altamente procesados en los pasillos del centro.*

**Frijoles Y Legumbres:** Este grupo está conformado por los alimentos de proteínas. Los alimentos de proteínas vegetales son los idóneos, comparados con los alimentos de proteínas animales. Las proteínas vegetales no contienen las grasas saturadas que obstruyen las arterias ni el colesterol que se encuentra en los alimentos animales. También contienen factores protectores para evitar la enfermedad cardiaca, el cáncer y la diabetes. Las proteínas vegetales son de alta calidad y le proporcionan al cuerpo los aminoácidos esenciales que requiere. Una porción de alimentos con proteína vegetal incluyen: 1 taza de legumbres cocidas (frijoles, lentejas, guisantes secos), ½ taza de tofu o tempeh firme, 1 porción de la alternativa "carne vegetal" (por ejemplo, hamburguesas de vegetales o de soya), 3 cucharadas de mantequilla de nueces o semillas, 1 taza de leche de soya. Recomendamos de 2 a 3 o más porciones de proteína vegetal diarias.

Grasas Saludables, Omega-3 y otros Nutrientes Esenciales: Este grupo incluye grasas esenciales y saludables y otros nutrientes. Las porciones de grasas saludables incluyen: 1 cucharadita de aceite de semillas de linaza, 1 cucharada de aceite de oliva extra virgen orgánico Bragg, 3 cucharadas de nueces de nogal crudas. Otras grasas esenciales saludables en la parte superior de la pirámide incluyen semillas de linaza molidas y suplementos nutricionales de Complejo B que proporcionan vitamina B12, incluyendo la Levadura Nutricional Bragg (delicioso condimento). Bríndele a su cuerpo los suplementos nutricionales que su cuerpo necesita para una salud óptima.

## La Limpieza Interna es el Secreto de la Salud

¡Lo que debe tener como meta es un cuerpo limpio y libre de toxinas! Gradualmente incluya más frutas crudas frescas orgánicas y vegetales crudos en su dieta. Ingiera frutas frescas en la mañana y una gran ensalada de una combinación de vegetales crudos al mediodía. Si quiere, puede incluir fruta fresca para el postre. Cómase un vegetal amarillo, como un ñame, boniato, calabacita amarilla o zanahoria, y un vegetal verde todos los días. Cocine los vegetales horneándolos, al vapor o en wok (salteados). Recuerde guardar algunos vegetales verdes para su Ensalada Saludable de Vegetales Orgánicos Crudos Bragg limpiadora (en la página 72).

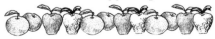

*¡El cuerpo es autolimpiador, autocorrector y autosanador cuando usted le da la oportunidad con una limpieza de ayuno y viviendo un estilo de vida saludable!*
– Patricia Bragg, N.D., Ph.D., Paladina Pionera de la Salud y Educadora de Estilo de Vida

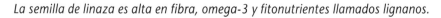

*La semilla de linaza es alta en fibra, omega-3 y fitonutrientes llamados lignanos.*

Con su comida principal puede querer y necesitar una forma más concentrada de proteína. ¡Nuestras proteínas favoritas y más saludables son vegetarianas! Si usted insiste en comer proteínas animales, cómalas (libres de hormonas) no más de 2 veces por semana. Su dieta debe incluir nueces y semillas crudas: almendras, anacardos, cacahuates, pacanas, calabazas, ajonjolí, girasol, nueces de nogal, etc. y aguacates o paltas. Disfrute de los frijoles, arroz integral y legumbres, frijoles de soya y tofu tanto como desee. Al comer las diversas comidas naturales de Dios, ¡disfrutará de una dieta balanceada y más saludable y una vida más larga y saludable!

Puede usar aceites naturales, fríos o prensados por expulsor, tales como: oliva, linaza, soya, cártamo, girasol, y ajonjolí o sésamo. Lea las etiquetas cuidadosamente antes de comprar. Yo pongo aceite de oliva prensado en frío extra virgen y orgánico de Bragg sobre mis papas al horno, en vez de mantequilla sin sal. Es también perfecto sobre arroz integral, lentejas, frijoles y vegetales. Las comidas son extra deliciosas con una rociada de Aminos Líquidos de Bragg, el condimento perfecto para todo propósito y saludable (contiene 16 aminoácidos) – ahora disponible en botellas atomizadoras en las tiendas de salud de todo el país. Además, pruebe el sazonador de Algas Bragg Sprinkle y la Levadura Nutricional (los copos grandes saben mejor), ricos en Complejo B y B12, páginas 134-135. ¡Nunca usamos sal de mesa – no debe tener lugar en su dieta! ¡La sal es una sustancia inorgánica y sólo causa problemas en el cuerpo! El sodio orgánico encontrado naturalmente en alimentos "vivos" es el mejor. ¡Lea las etiquetas y no compre productos que agreguen sal!

64

El mejor modo de comer papas es al horno. Yo uso un método de horneado rápido. Friegue las papas bien (ya sean blancas, camotes o boniatos). No las envuelva ni las aceite. Hornee a 450 grados Fahrenheit por 25 minutos. Esto convierte el almidón de las patatas en azúcar sanguíneo. ¡Cómase la cáscara también! Al hornearse de esta manera, es crujiente y delicioso. No creo en las microondas que destruyen las células alimenticias, así como la irradiación también. Una alternativa más segura es el horno de convección. Es casi tan rápido como el mortal microondas y puede ser puesto encima del mostrador de la cocina.

---

**El Aguacate o Palta Es Un Alimento Milagroso De La Madre Naturaleza:**
*El árbol de aguacate es fuerte y no requiere ser rociado con químicos venenosos. El aguacate tiene un balance perfecto de nutrientes dadores de vida (potasio, ácido fólico, fibra, niacina, B6, proteína, etc.) Es una grasa no saturada que ayuda a bajar el colesterol LDL "malo". Yo como aguacates de mi Granja en Santa Bárbara 3 veces por semana. Majo el aguacate, agrego ajo fresco picado, una pizca de Aminos Bragg, Bragg Sprinkles, y Aceite de Oliva Orgánico de Bragg. Yo sumerjo tajadas de tomate, apio, zanahoria, nabo, repollo, cebolla morada, pepino o cohombro, chile dulce y hojas de lechuga en este "guacamole" para un delicioso almuerzo. – Patricia Bragg, N.D., Ph.D.*

## ¡Advertencia! ¡Evite Todo Alimento No Saludable de Microondas!

En los últimos 35 años las microondas (destructoras de la salud) han prácticamente reemplazado los métodos tradicionales de cocinar, especialmente en las personas dinámicas de hoy día. Pero, ¿cuánto sabe usted realmente sobre ellas? ¿No serán nada más que máquinas ahorradoras de tiempo para cocinar? ¡Un estudio suizo encontró que la comida cocinada en microondas no es la comida que era antes! La radiación de microondas deforma y destruye la estructura molecular de la comida – ¡creando compuestos radiolíticos! Cuando la comida cocinada en microondas es ingerida, ocurren cambios anormales en la sangre y sistema inmune. Éstos incluyen un descenso en la hemoglobina y conteo de glóbulos blancos, y un incremento en los niveles de colesterol. Un artículo en *Pediatrics Journal* advierte que meter leche humana al microondas daña las propiedades anti-infecciosas que usualmente le brinda al bebé su madre. El trabajo que se ha venido haciendo recientemente en la Universidad de Warwick en Gran Bretaña advierte que la radiación por microondas daña la actividad electromagnética vital de las vibraciones de la vida humana. Hace más de 20 años, Rusia estableció sabios límites para radiación de microondas, más estrictos que los de Estados Unidos y de Gran Bretaña. ¡Tenga cuidado, no use microondas! Vea el sitio web: *www.relfe.com/microwave.html*.

## ¡Evite Alimentos Refinados, Procesados y Poco Saludables!

Elimine los productos refinados de harina blanca y de azúcar blanco en su totalidad. No coma cereales pastosos, muertos, refinados ni esos cereales azucarados, etc., que son poco saludables a pesar de haber sido enriquecidos con vitaminas y minerales producidos químicamente. (Las Tiendas de Salud venden cereales, granola, panes, arrollados, pastas, y hasta repostería naturales orgánicos e integrales.)

*Evite estas comidas:* Alimentos fritos, salteados, refinados, preservados y con químicos; café, tés negro y verde (con cafeína), cola, gaseosas, y bebidas alcohólicas; bebidas azucaradas, vegetales sobrecocinados y demasiado salados, y sopas saladas, con crema y espesadas con harina blanca. Por favor lea la página 67 para ver una lista completa de comidas a evitar.

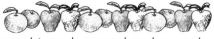

*Usted puede ser un sistema de aguas cloacales cuando come alimentos poco saludables y altamente procesados. Recuerde, ¡los alimentos vivos producen personas saludables y vivas!*

*Usted ya sabe cuáles alimentos evitar:* Alimentos refinados, poco saludables, altos en grasa, sal y azúcar; productos cárnicos y lácteos; alimentos azucarados y bebidas y agua con químicos.

Usted ahora sabe cuáles alimentos puede comer: Frutas frescas (las cultivadas orgánicamente son las mejores para comprar o cultivar usted mismo); jugos frescos; ensaladas crudas variadas; vegetales frescos al vapor, al horno o en wok; proteínas vegetales, frijoles, legumbres, tofu, nueces crudas, semillas, etc. Si realmente quiere proteínas animales y de pescado, limítelas a dos veces por semana. Ocasionalmente, no coma nada que no sea fruta fresca, vegetales crudos y brotes por 1 ó 2 días por semana. Recuerde, ¡los vegetarianos son los más saludables entre los estadounidenses! ¡La investigación comprueba esto! Vea el sitio web: *www.ornish.com*

Use su imaginación para planear comidas con alimentos satisfactorios y vivos que son poderosos para una súper salud. ¡Mantenga sus comidas simples! Evite comer demasiadas mezclas de alimentos. ¡No coma demás! Sea moderado en todas las cosas para una mejor salud.

Coma sólo cuando tiene realmente hambre, no porque sea hora de comer. Gánese su comida con actividad, ejercicio vigoroso y respiración profunda. ¡Verá cuánto más disfruta su comida cuando la merece y se la gana!

## Stevia El Edulcorante Natural Herbal

La Stevia es una hierba originaria de Suramérica. Es cultivada ampliamente por sus dulces hojas. En su forma no procesada, es 30 veces más dulce que el azúcar. Es una alternativa alimenticia baja en carbohidratos y baja en azúcares. La Stevia promete en lo que respecta a tratamientos de tales condiciones como la obesidad y presión sanguínea alta. No afecta el azúcar sanguíneo e inclusive mejora la tolerancia a la glucosa. La Stevia constituye un endulzador seguro, delicioso y saludable para los diabéticos. Los niños pueden usar Stevia sin preocupaciones pues no ocasiona caries.

### ¡Tenga Cuidado con los Mortales Sustitutos de Azúcar tipo Aspartame!!

*¡Aunque su nombre suene "inofensivo", es lo que menos es esta mortal neurotoxina! Aspartame es un edulcorante artificial (más de 200 veces más dulce que el azúcar) fabricado por Monsanto Corporation y mercadeado como "Nutrasweet", "Equal", "Spoonful", y muchas otras marcas. Aunque el aspartame se le agrega a más de 9,000 productos alimenticios, ¡no es apto para el consumo humano! Este veneno tóxico se convierte en formaldehído en el cuerpo y ha sido ligado a migrañas, convulsiones, pérdidas de la visión y síntomas relacionados con lupus, la enfermedad de Parkinson, Esclerosis Múltiple y otras condiciones destructoras de vida (inclusive el Síndrome de la Guerra del Golfo). Para más información sobre este asesino tóxico – este crimen contra nuestra salud, visite los sitios: aspartamekills.com y holisticmed.com/aspartame.*

## Evite Estos Alimentos Refinados, Procesados y Poco Saludables

Una vez que usted se dé cuenta del daño causado a su cuerpo por los alimentos poco saludables, refinados, con químicos y deficientes, usted querrá eliminar estos alimentos "asesinos". Además, ¡evite los alimentos de microondas! Siga el Estilo de Vida Saludable de Bragg para proveer una nutrición saludable y básica para mantener su salud.

- Azúcar refinada, edulcorantes artificiales (aspartame tóxico) o sus productos, tales como jaleas, conservas, mermeladas, yogures, helados, sorbetes, gelatinas, queques, confites, galletas, toda goma de mascar, refrescos de cola y bebidas dietéticas, pasteles, repostería y todo jugo de frutas azucarado y frutas enlatadas en almíbar de azúcar. (Las Tiendas de Salud tienen sustitutos deliciosos y saludables como la Stevia, miel cruda, jarabe 100% de maple, néctar de ágave, así que busque y compre lo mejor.)

- Productos de harina blanca como pan blanco, pan blanco de trigo, harinas enriquecidas, pan de centeno que tenga harina blanca como ingrediente, bolitas de masa (dumplings), bizcochos, bollitos, salsas de carne, pasta, panqueques, gofres (waffles), galletas de soda, pizza, ravioli, pasteles, repostería, queques, galletas, pudín preparado y comercial, repostería lista para hornear. Muchas están hechas con la peligrosa leche en polvo (oxi-colesterol) y huevos en polvo. (Las Tiendas de Salud tienen una amplia variedad de productos orgánicos 100% integrales, panes deliciosos, galletas, pasta, postres, etc.)

- Alimentos salados, como tostaditas de maíz, papitas tostadas, pretzels, galletas y nueces.

- Arroces blancos refinados y cebada perlada. • Comidas rápidas fritas. • Ghee hindú.

- Cereales procesados secos azucarados (también con aspartame) y refinados – hojuelas de maíz, etc.

- Alimentos que contengan aceite de Olestra, palma o semilla de algodón. Estos aceites no son aptos para el consumo humano y deben ser evitados a como dé lugar.

- Los cacahuates y la mantequilla de maní que contengan aceites hidrogenados endurecidos y cualquier maní con moho y todo tipo de moho que ocasione alergias.

- Margarina – combina ácidos grasos trans mortales para el corazón y grasas saturadas.

- Grasas saturadas y aceites hidrogenados – enemigos que obstruyen las arterias.

- Café – inclusive descafeinado, con cafeína (aunque esté en verde), tés y alcohol. También, todos los jugos en agua azucarados y con cafeína, toda bebida de cola y gaseosa.

- Cerdo fresco y sus productos. • Carnes fritas, con grasa. • Alimentos OMG irradiados.

- Carnes ahumadas, como jamón, tocino, salchichas de cerdo y pescado ahumado.

- Carnes frías, salchichas, salami, mortadela, carne prensada en salmuera, pastrami y carnes empacadas que contengan el peligroso nitrato de sodio o nitrito de sodio.

- Frutas secas que contengan dióxido de azufre – un preservante tóxico.

- No coma carne de pollos o pavos que hayan sido inyectados con hormonas o hayan sido alimentados con alimento comercial para aves que contenga alguna droga o toxina.

- Sopas enlatadas – lea las etiquetas para ver si contienen azúcar, sal, almidón, harina y preservantes.

- Alimentos que contengan benzoato de sodio, sal, azúcar, crémor tártaro, y cualquier otro aditivo, droga, preservante; alimentos irradiados y genéticamente modificados.

- Vegetales con un día de cocinados, papas, y ensaladas premezcladas marchitas y sin vida.

- Todos los vinagres comerciales: pasteurizados, filtrados, destilados, blancos, de malta y sintéticos, ¡todos son vinagres muertos! *(Nosotros usamos sólo nuestro Vinagre de Sidra de Manzana Orgánico y Crudo, sin filtrar, con la "Enzima Madre" como se usó en los viejos tiempos.)*

# Los Poderes Milagrosos de las Frutas

Siempre tenga en mente que el alimento más perfecto para el hombre es la fruta fresca y madura. La Madre Naturaleza, en su modo único, junta en sus frutas un balance maravilloso. Las frutas son combinaciones vivientes de principios vitales, en altas tasas de vibración, biomagnetizadas, para liberar los bloques de construcción vivientes tan necesarios para mantener la vida.

Teñidas de color al gozar en la calidez de los rayos del revitalizante sol, recibiendo corrientes de aire magnetizado, sacando para sí minerales vitales a través de sus raíces en la tierra, las deliciosas frutas orgánicas son las creaciones perfectas de Dios para el hombre.

El hombre puede duplicar los químicos que ocurren naturalmente en una manzana en un plato de químico, ¡pero no puede construir una manzana! El hombre puede analizar los minerales de una cereza, pero no sabe qué la hace roja. Puede separar en partes y tratar de reconstruir una uva, y encontrar que la uva apoya la vida, ¡pero los químicos hechos por el hombre no!

¡Las frutas contienen principios bioeléctricos que dan las chispas eléctricas de vida! Las frutas orgánicas son los alimentos más perfectos de la Madre Naturaleza y Dios. Las frutas le darán soporte a la vida indefinidamente a un grado superior cuando un cuerpo ha sido limpiado y vive en un entorno natural. Pídale a su abastecedor que venda productos agrícolas saludables y cultivados orgánicamente.

A quién no se le ha hecho agua la boca cuando ve un suculento plato de deliciosa fruta madura frente a él/ella – por ejemplo, algunas peras amarillas con una pizca de rosado o un bello racimo de uvas en punta, verdes, azules o rojas. La sola vista de las frutas y su sabor, aún más, arrancan una abundante secreción de jugos digestivos, puesto que las frutas son los alimentos más naturales. Puedo decir sin reserva que las frutas son diseñadas maravillosamente para nuestros tractos digestivos.

He visto una persona enferma rechazar todo otro alimento por un jugo de naranja recién exprimido. Su cuerpo enfermo añoraba los nutrientes en las jugosas naranjas. He visto niños con fiebre pedir jugos de frutas. ¿Por qué no pidieron un salchicha? ¡La guía de la Madre Naturaleza estaba en función!

Pero las dietas que consisten sólo de frutas son poco prácticas para el norteamericano promedio, aunque serían espléndidas por periodos cortos en un clima tropical. Aunque nos hayamos distanciado tanto de nuestro estado natural que no podamos mantener un estilo de vida eficiente como frutarianos al 100%, ¡aun así necesitamos comer suficientes frutas frescas! ¡Una de las muchas razones por las que amo Hawaii tiene que ver con sus suculentas frutas tropicales! Planee una vacación a Hawaii pronto y disfrute de la Clase de Ejercicios Bragg gratuita en la Playa Waikiki en Honolulú. Se mantiene fuerte, y miles de seguidores Bragg de alrededor del mundo anualmente visitan las clases de ejercicios, vea la información en la página iii.

Recomiendo especialmente las bananas orgánicas maduras, las cuales no son una fruta engordante – como muchos pensaron. Son 70% agua y son altas en potasio. Las manzanas orgánicas de todo tipo son un excelente alimento, así como peras, naranjas y uvas. En el otoño, invierno y primavera, coma dátiles, higos secados al sol, pasas, duraznos, etc. cultivados orgánicamente además de frutas frescas. Cuando coma frutas, ¡note qué liviano y maravilloso se siente y ve, y cómo se dispara su energía!

## Coma Más Fibra Saludable para una Súper Salud

- COMA BAYAS, fuentes sorprendentemente buenas de fibra.

- MANTENGA A MANO FRIJOLES, probablemente las mejores fuentes de fibra. Cocine los frijoles secos y congele en porciones. Use frijoles enlatados para comidas más rápidas.

- EN VEZ DE LECHUGA ICEBERG (DE BOLA), escoja lechugas verde oscuro (romana, Bibb, mantecosa o trocadero, etc.), espinaca o repollo para ensaladas variadas.

- BUSQUE "TRIGO ENTERO 100%" o panes de grano entero. Un color oscuro no es prueba en sí; revise las etiquetas, compare fibras, granos, etc.

- CEREALES DE GRANO ENTERO. Calientes, también granolas frías con frutas en tajadas.

- ESCOJA ARROZ INTEGRAL. Es mejor para usted y tan delicioso.

- CÓMASE LAS CÁSCARAS de las papas y otras frutas y vegetales.

- BUSQUE GALLETAS con al menos 2 gramos de fibra por onza.

- SIRVA HUMUS, hecho de garbanzos, en vez de dips de crema agria.

- USE HARINA DE TRIGO INTEGRAL para hornear panes, magdalenas, repostería, panqueques, gofres, y para mayor variedad, pruebe otras harinas de grano entero.

- NO SUBESTIME AL MAÍZ, especialmente las rosetas de maíz y las tortillas.

- AGREGUE SALVADO DE AVENA, TRIGO Y GERMEN DE TRIGO a los alimentos horneados, galletas, etc.; cereales de grano entero, guisos al horno, bollos, etc.

- MERIENDE CON FRUTAS SECADAS AL SOL, tales como duraznos, dátiles, ciruelas, pasas, etc., las cuales son fuentes concentradas de nutrientes y fibra.

- EN VEZ DE TOMAR JUGO, coma la fruta: naranja, pomelo, etc.; y vegetales: tomate, zanahoria, etc. – *www.berkeleywellness.com*

## Resumen de Alimentos y Productos

Hoy día, muchos alimentos norteamericanos son altamente procesados o refinados, para robarles los nutrientes, vitaminas, minerales y enzimas esenciales. Muchos también contienen químicos dañinos, tóxicos y peligrosos. Los resultados de la investigación y experiencia de los principales nutricionistas, médicos y dentistas han llevado al descubrimiento que los alimentos desvitalizados son la mayor causa de una salud pobre, enfermedad, cáncer y muerte prematura. El enorme incremento en los últimos 70 años de enfermedades degenerativas tales como enfermedad cardiaca, artritis y caries dentales verifican esta creencia. La investigación científica ha mostrado que la mayoría de estas aflicciones puede ser evitada y que otras, una vez establecidas, pueden ser detenidas e inclusive revertidas a través de métodos nutricionales y de estilo de vida saludable.

## Disfrute de una Súper Salud con Comidas Naturales

1. **COMIDAS CRUDAS:** Las frutas frescas y los vegetales crudos cultivados orgánicamente son siempre los mejores. Disfrute de ensaladas nutritivas y variadas con vegetales crudos, brotes, nueces crudas y semillas.

2. **VEGETALES Y PROTEÍNAS:**
   a. Legumbres, lentejas, arroz integral, frijoles de soya, y todo tipo de frijol.
   b. Nueces y semillas, crudas y sin sal (pueden ser levemente tostadas).
   c. Preferimos la proteína vegetariana que es más saludable. Si debe comer proteína animal, asegúrese de que esté libre de hormonas, de que sean alimentados orgánicamente, y no más de 1 ó 2 veces por semana.
   d. Productos lácteos – huevos fértiles de pastoreo (no más de 3-4 a la semana), queso duro sin procesar y queso feta de cabra. Preferimos no usar productos lácteos. Pruebe las leches más saludables no lácteas como soya, arroz, nueces, y almendras, y quesos de soya, delicioso yogur de soya, y helados de soya y arroz.

3. **FRUTAS Y VEGETALES:** Los cultivados orgánicamente siempre son mejores, cultivados sin el uso de atomizaciones venenosas y fertilizantes tóxicos químicos. ¡Inste a los abastecedores a vender productos orgánicos! Haga los vegetales al vapor, horno, salteados, y en wok por el tiempo más breve posible para retener el mejor contenido nutricional y sabor, y use vegetales crudos en ensaladas, emparedados, etc. Además, disfrute de jugos frescos.

4. **CEREALES, PANES Y HARINAS DE GRANO 100% ENTERO:** Contienen las importantes vitaminas del Complejo B, vitamina E, minerales, fibra, y los importantes ácidos grasos no saturados.

5. **ACEITES VEGETALES PRENSADOS EN FRÍO O POR EXPULSOR:** El Aceite de Oliva Extra Virgen Orgánico de Bragg (es el mejor), de soya, girasol, linaza y sésamo son excelentes fuentes de ácidos grasos no saturados, saludables y esenciales. Nosotros, sin embargos usamos aceites con moderación.

Estos jugos recién exprimidos de vegetales y frutas orgánicas son importantes para el Estilo de Vida Saludable de Bragg. No es bueno tomar bebidas con sus comidas principales pues diluyen los jugos gástricos. Pero es grandioso durante el día tomarse un vaso de jugo de naranja, toronja, o vegetales recién exprimido, o una bebida de Vinagre VSM de Bragg, té de hierbas, o bien pruebe con una taza de caldo caliente de Aminos Líquidos de Bragg (½ a 1 cucharadita de Aminos Líquidos Bragg en una taza de agua caliente destilada) – todas estas son bebidas energizantes ideales.

**Cóctel de Vinagre de Sidra de Manzana** – Mezcle de 1 a 2 cucharaditas de VSM Orgánico de Bragg y (opcionalmente) miel cruda, néctar de agave, o jarabe de maple puro al gusto en 8 onzas de agua destilada o purificada. Tome un vaso al levantarse, una hora antes del almuerzo y de la cena *(si es diabético, para endulzar use 2 gotas de stevia)*. Las bebidas de VSM orgánico están ahora disponibles en 6 sabores de frutas, vea la página 136.

**Deliciosa Bebida de Sidra Caliente o Fría** – agregue de 2 a 3 astillas de canela y 4 clavos de olor al agua y hierva. Deje reposar 20 minutos o más. Antes de servir, agregue el Vinagre Bragg y endulce a gusto *(Re-utilice las astillas de canela y clavos de olor)*.

**Cóctel Favorito de Jugos Bragg** – Esta bebida consiste de todos los vegetales crudos (por favor recuerde que los orgánicos son los mejores) que preparamos en nuestro exprimidor de jugos de vegetales: zanahorias, apio, remolachas, repollo, tomates, berros y perejil, etc. El gran purificador, el ajo, lo disfrutamos pero es opcional.

**Smoothie (Licuado Granizado) Saludable de Energía Favorito de Bragg** – Luego del estiramiento y ejercicios matutinos, a menudo disfrutamos de esta bebida en vez de fruta. Es delicioso y tan poderosamente nutritivo como una comida en cualquier momento: almuerzo, cena o bien para llevar en recipientes térmicos al trabajo, escuela, deportes, gimnasio, escalar, y al parque, o bien congelar como paletas heladas.

 71

## Smoothie Saludable de Energía Bragg

Prepare lo siguiente en una licuadora, agregue un cubo de jugo congelado si se desea más frío; Su selección de: jugo de naranja o toronja (pomelo) recién exprimido; jugo de zanahorias y vegetales de hojas verdes; jugo de piña sin endulzar; o 1½ a 2 tazas de agua pura o destilada con:

2 cucharaditas de espirulina o polvo verde

⅓ cucharadita de Levadura Nutricional Bragg

2 dátiles o ciruelas, sin semilla (opcional)

1 paquete de Vitamina C "Emergen-C"

1-2 cucharaditas mantequilla orgánica
    de nueces o almendras

1 ó 2 bananas, maduras
    o fruta fresca en temporada

½ cucharadita de gránulos de lecitina

1 cucharadita de polvo de proteína soya

1 cucharadita miel cruda (opcional)

½ cucharadita salvado de arroz o avena

½ cucharadita aceite de semillas linaza o semillas molidas

Opcional: 4 duraznos (secados al sol, sin sulfuros) remojados en un frasco toda la noche en agua purificada/destilada o bien jugo de piña sin endulzar. Remójelos lo suficiente para que duren varios días. Manténgalos refrigerados. En el verano, puede agregar fruta fresca orgánica: melocotones, papaya, arándanos azules, fresas, todas las bayas, duraznos, etc. en vez de bananas. En el invierno, agregue manzanas, kiwis, naranjas, tangelos, caquis o peras, y si no se consiguen frescas, pruebe con frutas orgánicas congeladas libres de azúcar. Sirve de 1 a 2.

## Palomitas de Maíz Saludables y Deliciosas de Patricia

*Use palomitas de maíz orgánicas recién reventadas (use una máquina de aire caliente). Pruebe el Aceite de Oliva Orgánico de Bragg o aceite de semillas de linaza o mantequilla libre de sal derretida sobre las rosetas y agregue varias rociadas de Aminos Líquidos Bragg y Vinagre de Sidra de Manzana Bragg – Sí, ¡es delicioso! Ahora espolvoree con el Sazonador de Levadura Nutricional de Bragg y el Bragg Sprinkle (24 hierbas y especias). Para mayor variedad, pruebe con una pizca de pimienta cayena, polvo de mostaza o ajo fresco triturado en la mezcla de aceite. ¡Sirva en vez de pan!*

## Sopa, Hamburguesas o Guiso de Cazuela de Lentejas y Arroz Integral de Bragg
### *Receta Favorita de Jack LaLanne*

| | |
|---|---|
| 1 paquete 14 onzas de lentejas, sin cocinar | 1 ½ tazas de arroz integral orgánico sin cocinar |
| 3 zanahorias, en rodajas de 1" | 4 ajos, picados (opcional) |
| 2 tallos apio, picados (opcional) | 1 cucharadita Aminos Líquidos Bragg |
| 1 cebolla, picada (opcional) | ¼ cucharadita Bragg Sprinkle (24 hierbas y especias) |
| 5-6 tazas agua destilada/purificada | 2 cucharaditas Aceite de Oliva Virgen Orgánico Bragg |

Lave y escurra las lentejas y el arroz. Ponga los granos en una olla grande de acero inoxidable. Agregue agua, lleve a ebullición, reduzca el calor a temperatura media. Cuando falten 20 minutos, agregue los vegelates y condimentos a los granos. Si se desea, en los últimos 5 minutos, agregue tomates frescos o enlatados (sin sal). Para una condimento delicioso, agregue una rociada de Aminos Bragg, perejil picado y Condimento de Levadura Nutricional de Bragg. Machaque o mezcle para hacer hamburguesas. Para la sopa, agregue más agua. Sirve 4 a 6 porciones.

## Ensalada Saludable de Vegetales Crudos y Orgánicos Bragg

| | |
|---|---|
| 2 tallos de apio, picados | ½ taza de repollo morado, picador |
| 1 chile dulce con semillas, picado | ½ taza brotes de alfalfa o girasol |
| ½ pepino, en tajadas | 2 cebollitas y hojas de cebolla, picados |
| 2 zanahorias, ralladas | 1 nabo, rallado |
| 1 remolacha cruda, rallada | 1 aguacate (maduro) |
| 1 taza repollo verde, picado | 3 tomates de mediano tamaño |

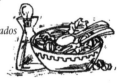

Para mayor variedad, agregue calabacín crudo orgánico, guisantes mollares, hongos, brócoli, coliflor, (pruebe aceitunas negras y pasta). Pique, corte en rodajas o ralle los vegetales de fino a medio para obtener variedad en tamaño. Mezcle los vegetales y sirva en una cama de lechuga, espinaca, berros o repollo picado. Parta el aguacate y tomate en cubitos, sirva en una cazuelita como aderezo adicional. Sirva una selección de limón o naranja recién exprimidos, o aderezo separadamente. Enfríe los platos de ensalada antes de servir. **Siempre es mejor comer la ensalada primero antes de los platillos calientes.** Sirve de 3 a 5 porciones.

## Aderezo para Ensalada Saludable de Bragg

| | |
|---|---|
| ½ taza de Vinagre de Sidra de Manzana Orgánico Bragg | ½ cucharadita de Aminos Líquidos Bragg |
| 1-2 cucharaditas de miel cruda orgánica | 1-2 ajos, picados finos |

1/3 de taza de Aceite de Oliva Orgánico Bragg, o bien mezcle con aceite de cártamo, sésamo o linaza
1 cucharada de hierbas frescas, picadas finas, o una pizca de Bragg Sprinkle (24 hierbas y especias)

Mezcle los ingredientes en una licuadora o jarro. Refrigere en recipiente cubierto.

**PARA UN DELICIOSO VINAGRE DE HIERBAS:** En un recipiente de cuarto de galón, agregue ⅓ de taza bien apretada de albahaca fresca triturada, estragón, eneldo, orégano, o cualquier hierba fresca deseada, ya sea combinada o sola. (Si usa hierbas secas, use 1-2 cucharaditas de las hierbas). Ahora cubra con el Vinagre de Sidra de Manzana Orgánico Bragg y guarde dos semanas en un lugar tibio, luego cuele y refrigere el vinagre.

## Vinagreta de Miel-Semilla de Apio

| | |
|---|---|
| ¼ de cucharadita de mostaza seca | 1 taza de Vinagre de Sidra de Manzana Orgánico Bragg |
| ¼ de cucharadita Aminos Líquidos Bragg | ½ taza de Aceite de Oliva Extra Virgen Orgánico Bragg |
| ½ cebolla pequeña, picada fina | ¼ de cucharadita pimentón rojo molido (paprika) |
| 1-2 cucharadas de miel dulce o al gusto | ⅓ de cucharadita de semilla de apio (o al gusto) |

Mezcle los ingredientes en una licuadora o recipiente. Refrigere en un recipiente cubierto.

## Alergias, Bitácora Diaria y la Prueba del Pulso del Dr. Coca

Casi todas las comidas conocidas pueden causar alguna reacción alérgica en algún momento dado. Por lo tanto, las comidas usadas en dietas de *eliminación* pueden causar reacciones alérgicas en algunos individuos. Algunas están en la lista de *Alergias a Comidas Más Comunes*. Puesto que la reacción a estas comidas es generalmente baja, son ampliamente usadas en llevar a cabo dietas de prueba. Al llevar una bitácora de comidas y darle seguimiento a su pulso luego de las comidas, usted conocerá cuáles son sus alimentos *problema*. Las comidas alérgicas pueden causar que su pulso suba. (Tome su pulso base, por 1 minuto, antes de las comidas, luego 30 minutos luego de las comidas y también antes de ir a la cama. Si aumenta de 8 a 10 latidos por minuto – revise las comidas para detectar alergias.)

Si su cuerpo tiene una reacción luego de comer alguna comida en particular, especialmente si sucede cada vez que come ese alimento, puede tener una alergia. Algunas reacciones alérgicas son: respiración ruidosa, estornudos, nariz constipada, goteo nasal o mucosidad, ojeras oscuras, ojos lagrimeantes, o bolsas hinchadas de líquido bajo los  ojos, dolores de cabeza, mareos o desvanecimientos, latido cardiaco rápido, dolores de estómago o de pecho, diarrea, sed extrema, o hinchazón de estómago, etc. (Lea por favor el libro del Dr. Arthur Coca, *The Pulse Test* (La Prueba del Pulso) – disponible en: *amazon.com*)

Si usted sabe a qué es alérgico, tiene suerte; si no lo sabe, debería averiguarlo lo antes posible y eliminar toda comida irritante de su dieta. Para re-evaluar su vida diaria y tener una guía de salud para su futuro, empiece una bitácora diaria (un cuaderno de 8 ½ x 11, vea la página 75) de las comidas ingeridas, su tasa de pulso antes y después de las comidas y sus reacciones, humor, niveles de energía, peso, evacuación, y patrones de sueño. Descubrirá cuáles son las comidas y situaciones que le están ocasionando problemas. Al graficar su dieta, se sorprenderá con los resultados de comer ciertos alimentos. Hemos llevado una bitácora diaria por años.

Si usted es hipersensible a ciertos alimentos, ¡deberá omitirlos de su dieta! Hay cientos de alergias y por supuesto es imposible aquí abordar cada una. Muchos tienen alergias a la leche, trigo, o algunos son alérgicos a todos los granos. Visite el sitio: *foodallergy.org*. Su bitácora diaria le ayudará a descubrir y señalar los alimentos y situaciones que le están causando problemas. ¡Empiece su bitácora hoy!

## Alergias a Alimentos Más Comunes

- **LECHE:** Mantequilla, Queso, Requesón, Helados, Leche, Yogur, etc.
- **CEREALES Y GRANOS:** Trigo, Maíz, Alforfón, Avena, Centeno
- **HUEVOS:** Pasteles, Flanes, Aderezos, Mayonesa, Fideos
- **PESCADO:** Mariscos, Cangrejos, Langosta, Camarones, Huevas de Pescado
- **CARNES:** Tocino, Res, Pollo, Cerdo, Chorizos, Ternera, Productos Ahumados
- **FRUTAS:** Frutas cítricas, Melones, Fresas
- **NUECES:** Cacahuates, Pecanas, Nueces de Nogal, nueces preservadas y secadas químicamente
- **MISCELÁNEOS:** Chocolate, Cocoa, Café, Tés Negros y Verdes (con cafeína), Aceites de Palma y Semilla de Algodón, Glutamato Monosódico (ajinomoto) y Sal. Reacciones alérgicas a menudo causadas por pesticidas tóxicos, atomizadores, etc. sobre los vegetales de hoja verde para ensaladas, verduras y frutas, etc.

## El Creador de la Gardenburger Le Agradece a los Libros Bragg

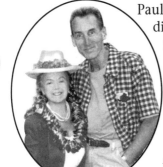

Paul Wenner, el Creador de la Gardenburger, dice que sus años mozos con asma fueron tan malos que se paraba en la ventana rezando para poder respirar lo que durara la noche y poder mantenerse vivo. Un milagro sucedió cuando, de adolescente, leyó los libros Bragg de El Milagro del Ayuno y el Estilo de Vida Saludable Bragg, y sus años de asma se curaron en tan sólo un mes. Paul se inspiró tanto que quiso ser un Campeón de la Salud como Paul Bragg y su hija Patricia – ¡Y Paul Wenner lo hizo! Ahora, las *Gardenburgers son vendidas por todo el mundo. www.gardenburger.com*

*Patricia con Paul Wenner*

**Menos Sodio y Azúcar en los Alimentos Procesados:** *las nuevas directrices del Gobierno de los EE.UU. para el 2011 instando a los estadounidenses a usar menos sodio y azúcar en sus dietas ponen presión sobre la industria alimentaria para que reformulen las comidas procesadas. Walmart anunció recientemente un plan de 5 años para reformular sus alimentos empacados con la marca de la tienda y bajar sus precios en frutas y vegetales. Kraft Foods ha prometido reducir el sodio en un promedio de un 10% para el 2012, y planifica reformular más de 1000 productos. Campbell Soup ha reemplazado la sal regular con cantidades más pequeñas de sal marina en algunos de sus productos.*

---

*Ahora vivo de legumbres, vegetales y frutas. Nada de lácteos, ningún tipo de carne, nada de pollo, pavo y muy poco pescado, sólo de vez en cuando. Ha cambiado mi metabolismo y perdí 24 libras. Hice un poco de investigación y encontré que el 82% de las personas que se vuelven a una dieta basada en plantas empiezan a curarse por sí solas, como lo hice yo.*
– Bill Clinton, Presidente de los EE.UU., 1993-2001

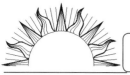

# MI BITÁCORA DIARIA DE SALUD

Hoy es:____/____/____

**He dicho mi resolución matutina y estoy listo para practicar el Estilo de Vida Saludable Bragg hoy y todos los días.**

Ayer me fui a la cama a las:　　　　Hoy me levanté a las:　　　Peso:

Hoy practiqué el Plan de Desayuno No Pesado o el de No Desayuno: ☐ sí ☐ no

• Para el desayuno tomé como bebida:　　　　　　　　　Hora:

　Para el desayuno comí:　　　　　　　　　　　　　　Hora:


　Suplementos:

• Para el almuerzo comí:　　　　　　　　　　　　　　Hora:


　Suplementos:

• Para la cena comí:　　　　　　　　　　　　　　　　Hora:


　Suplementos:

• _____Vasos de Agua Tomé durante el Día

　Lista de bocadillos – Tipo y Cuándo:

---

• Tomé parte en estas actividades físicas (caminar, gimnasio, etc.) hoy:


---

Califique cada uno en una escala del 1 al 10 (la salud óptima deseada es un 10).
• Califico mi día para las siguientes categorías:

| | |
|---|---|
| Sueño de la noche previa: | Estrés/Ansiedad: |
| Nivel de energía: | Evacuación: |
| Actividad Física, Ejercicios: | Salud: |
| Paz: | Logros: |
| Felicidad: | Auto-estima: |

---

• Comentarios Generales, Reacciones y Lista de Cosas Por Hacer:

## La Mala Nutrición –
### Causa #1 de Enfermedad

*"Las enfermedades relacionadas con la dieta son las causantes de un 68% de las muertes."*
– Dr. C. Everett Koop

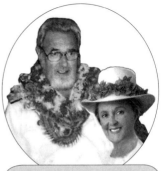

El anterior Ministro de Salud de Norteamérica y amigo nuestro, dijo esto en su famoso e histórico informe de 1988 sobre nutrición y salud en Norte América. **El Dr. Koop y Patricia** Conferencia de Salud en Hawaii

Las personas no mueren de condiciones infecciosas como tal, sino de una mala nutrición que les permite a los gérmenes aadherirse a cuerpos enfermizos. Además, la mala nutrición es usualmente la causante de condiciones no infecciosas, fatales o degenerativas. Cuando el cuerpo tiene su cuota total de nutrición de vitaminas y minerales, incluyendo el potasio, ¡es casi imposible que los gérmenes se adhieran a un torrente sanguíneo y tejidos poderosos y saludables!!

## Millones Sufren de Malnutrición

"Mal" significa mala. Como consecuencia de no obtener dietas naturales, saludables, balanceadas, millones alrededor del mundo sufren de muchas formas de malnutrición subclínica. Esto significa que muchas personas, debido a deficiencias vitamínicas y minerales, ¡se sienten medio enfermos la mayor parte del tiempo! No tienen energía, vigor, ni "Poder de Arranque", y se sienten enfermos casi todo el tiempo. Su ingesta diaria de comida y los vinagres comerciales que usan no proveen suficientes vitaminas ni minerales, ni el potasio que sus cuerpos requieren. No tienen poder vital y se sienten exhaustos. Esta es la razón por la que las personas recurren a estimulantes como el café, la bebida más popular y poco saludable de Norte América, y a refrescos de cola, alcohol, cigarrillos y medicamentos de venta libre "cura-todo". Luego de que los efectos de estos estimulantes se acaban, se sienten muy mal. ¡Sólo existen, y no están viviendo vidas felices, saludables!

*La comida chatarra, carnes procesadas, salchichas, chorizos, azúcar y comidas rápidas pueden incrementar la inflamación en su cuerpo lo cual puede llevarle a una enfermedad crónica.* – Dr. Bob Martin, autor de *Secret Nerve Cures* • www.doctorbob.com

---

**CUIDADO CON LOS MEDICAMENTOS DE PRESCRIPCIÓN:** *los estudios muestran que los medicamentos de prescripción o receta médica son la causa #4 de muerte en los EE.UU. y el origen de la miseria viviente para millones.*

---

*Lo que una persona coma, eso se vuelve su propia química corporal.*

# El Café – La Droga Adictiva #1 de América

¡El tomar café (cafeína) es la adicción #1 a una droga en América! Millones de libras de café son vendidas a América anualmente. Eso sin mencionar la cafeína en los refrescos gaseosos. Además, hay millones de adictos al chocolate que están enganchados al chocolate y al azúcar – una combinación dañina. La apabullante lista de efectos secundarios relacionados con la cafeína incluyen: presión sanguínea alta, hipertensión, arritmia, colesterol elevado, glucosa, tendencia incrementada a las alergias, fatiga crónica, y desórdenes autoinmunes, etc.

Usted puede ver a estas tristes personas alrededor suyo todos los días. Tienen fatiga general y envejecen prematuramente. Muchos no tienen tono muscular ni de piel y tienen ojeras y bolsas hinchadas (de agua) bajo los ojos. Sus ojos pierden la chispa de la salud y la juventud y se vuelven como ojos de pescado muerto. Las personas con mala nutrición están generalmente sin vida y todo lo que hacen requiere un tremendo esfuerzo. No están realmente viviendo y la mayoría no están felices. Muchos sufren de depresión y fatiga mental – agotamiento nervioso.

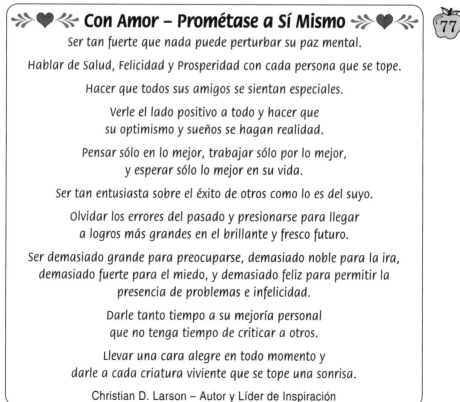

## ❧ ♥ ❧ Con Amor – Prométase a Sí Mismo ❧ ♥ ❧  (77)

Ser tan fuerte que nada puede perturbar su paz mental.

Hablar de Salud, Felicidad y Prosperidad con cada persona que se tope.

Hacer que todos sus amigos se sientan especiales.

Verle el lado positivo a todo y hacer que
su optimismo y sueños se hagan realidad.

Pensar sólo en lo mejor, trabajar sólo por lo mejor,
y esperar sólo lo mejor en su vida.

Ser tan entusiasta sobre el éxito de otros como lo es del suyo.

Olvidar los errores del pasado y presionarse para llegar
a logros más grandes en el brillante y fresco futuro.

Ser demasiado grande para preocuparse, demasiado noble para la ira,
demasiado fuerte para el miedo, y demasiado feliz para permitir la
presencia de problemas e infelicidad.

Darle tanto tiempo a su mejoría personal
que no tenga tiempo de criticar a otros.

Llevar una cara alegre en todo momento y
darle a cada criatura viviente que se tope una sonrisa.

Christian D. Larson – Autor y Líder de Inspiración

*Los pensamientos amorosos son pequeñas semillitas . . . déjelos florecer en buenas acciones.*

## El Milagro de Ayunar Clave Maestra Para la Purificación Interna

Si usted hace un ayuno de agua completo por 24 horas cada semana, pronto podrá agregarle más fruta fresca y vegetales a su dieta. Luego de un ayuno de 3 o más días, usted puede incluir más comidas que son altas en tasa de vibración.

Yo hago fielmente un ayuno de 24 horas los lunes y los primeros tres días de cada mes. ¡Espere a que pueda experimentar esto! ¡Se verá grandemente beneficiado de esta limpieza interna y amará la sensación pura, limpia y saludable que recibirá!

## El Ayuno Limpia, Renueva y Rejuvenece

Nuestros cuerpos tienen un sistema natural de autolimpieza y sanación para mantener un cuerpo saludable y mantener a nuestro "río de vida" – nuestro torrente sanguíneo. ¡Es esencial que mantengamos toda nuestra maquinaria corporal completa de pies a cabeza en perfecta salud y en buen funcionamiento para mantener la vida! El ayuno es el mejor método de desintoxicación. Es también la manera más efectiva y segura de incrementar la eliminación de acumulaciones de residuos y de realzar el proceso milagroso del cuerpo de autosanación y autoreparación que lo mantiene saludable.

Si usted se prepara para un ayuno comiendo una dieta limpiadora por 1 a 2 días, esto puede ayudar grandemente al proceso de limpieza. Las ensaladas frescas, vegetales frescos, frutas y sus jugos, así como bebidas verdes (alfalfa, cebada, clorofila, chlorella, espirulina, pasto agropiro, etc.) estimulan la eliminación de desechos (páginas 23-24 y 53). ¡Los alimentos frescos y los jugos puede literalmente recoger la materia muerta de su cuerpo y purgarla fuera del cuerpo!

Diariamente, inclusive en la mayoría de los días que duran nuestros ayunos, agregamos, inspirados por nuestro amigo Linus Pauling, 3000 mg de polvo mixto de vitamina C (concentrado de C, acerola, escaramujos y bioflavonoides) en líquidos. Este es un potente antioxidante y purga los mortales radicales libres que producen efectos dañinos, cáncer, etc. La Vitamina C también promueve la producción de colágeno para nuevos tejidos saludables y es especialmente importante si usted se está desintoxicando de medicamentos con receta médica o de una sobrecarga de alcohol.

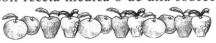

*En vez de medicinas, ayune por un día.* – Plutarco, Filósofo Griego, 83 A.C.

## El Ayuno Elimina los Residuos de sus Tuberías

Un ayuno de agua destilada, moderado y bien planeado (nuestro favorito) o un ayuno de jugo fresco diluido (35% de agua destilada) para principiantes puede también limpiar su cuerpo de mucosidad excesiva, materia fecal vieja, desechos de origen no alimenticio celulares atrapados y ayuda a eliminar los depósitos minerales inorgánicos y residuos de sus tuberías y articulaciones. Recuerde que su bebida de Vinagre también ayuda a eliminar la placa arterial. (Vea las páginas 81-82 para los ayuno de jugos y combinaciones de jugos, etc.)

El ayuno funciona por auto-digestión. Durante un ayuno, su cuerpo intuitivamente descompone y quema sólo sustancias y tejidos que están dañados, enfermos o innecesarios, tales como abscesos, tumores, depósitos de grasa excesiva, exceso de agua y de desechos congestivos. Inclusive un ayuno relativamente rápido (de 1 a 3 días) acelerará la eliminación de su hígado, riñones, pulmones, torrente sanguíneo y piel. Algunas veces usted experimentará cambios dramáticos (crisis de limpieza y sanación) a medida que los desechos acumulados son eliminados. Con sus primeros ayunos, puede que usted temporalmente sufra de dolores de cabeza, fatiga, olor corporal, mal aliento, lengua sucia, úlceras bucales y hasta diarrea, a medida que su cuerpo está limpiando la casa. Por favor, ¡sea paciente con su cuerpo milagroso! (Vea en *bragg.com* – extractos del Libro del Ayuno Bragg).

Luego de un ayuno, ¡su cuerpo empezará a autolimpiarse y rebalancearse saludablemente! Cuando usted sigue el Estilo de Vida Saludable Bragg, su ayuno semanal de 24 horas elimina toxinas de modo regular, para que no se acumulen. Sus niveles de energía empezarán a subir de forma asombrosa – físicamente, sicológicamente y mentalmente. Su creatividad iniciará a expandirse. Se sentirá como una persona distinta – la cual usted es – puesto que ahora está siendo limpiado, purificado y estará renaciendo. Es realmente el Milagro del Ayuno – ¡Lea la página 83!

### *El Ayuno es el mejor remedio – ¡el médico interno!*
– Paracelsus, médico del siglo 15 quien
estableció el rol de la química en la medicina.

*El ayuno es un método efectivo y seguro de desintoxicar el cuerpo – una técnica que los hombres sabios han usado por siglos para sanar a los enfermos. ¡Ayune regularmente y ayude al cuerpo a sanarse por sí solo y mantenerse bien!*
– James Balch, M.D., Co-Autor *Prescription for Nutritional Healing*
*"Los Libros Bragg fueron mi conversión al modo saludable."*

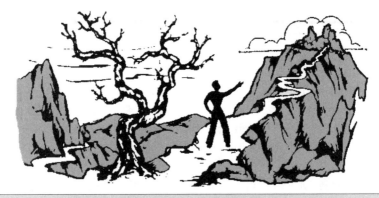

## El Camino a la Salud Perfecta

Mi padre y yo somos muy sinceros acerca de nuestro programa de ayuno. Sabemos lo que ha hecho por nosotros, para los miembros de nuestra familia, nuestros amigos, y millones de estudiantes Bragg conscientes de su salud alrededor del mundo. Por lo tanto el Estilo de Vida Saludable Bragg pide 4 ayunos más largos por año, además del fiel ayuno semanal de 24 ó 36 horas. Yo siempre ayuno los primeros tres días de cada mes y todos los lunes el día completo. Además, usualmente tomo mi ayuno más largo y limpiador al inicio de cada temporada.

Recuerde, tomó tiempo para que el cuerpo acumulara toxinas, ¡por lo que tomará tiempo limpiarlas y purgarlas! ¡Vaya despacio! Sea fiel al Estilo de Vida Saludable Bragg. Cosechará beneficios de salud maravillosos, invaluables y duraderos. Por favor lea nuestro libro el Milagro del Ayuno (*Miracle of Fasting*) puesto que le brindará mayores detalles sobre los muchos beneficios del ayuno.

## El Ayuno Brinda Resultados Milagrosos de Longevidad

El Profesor A.E. Crews, de la Universidad de Edimburgo, quien estudió gusanos y animales, dijo: *"Dadas las condiciones apropiadas y esenciales, incluyendo el cuidado adecuado del cuerpo, ¡la Juventud Eterna puede ser una realidad en las formas vivientes! Es posible, por medio de procesos repetidos de ayuno, mantener a un gusano de tierra vivio veinte veces más de lo normal y también se ha probado con animales."* ¡Esto prueba los méritos de extensión de vida del ayuno!

*Al aliviar al cuerpo del trabajo de digerir comidas, el ayuno le permite al sistema despojarse de toxinas, mientras que facilita la curación. El ayuno regular le da a sus órganos un descanso y ayuda a revertir el proceso de envejecimiento para una vida más larga y más saludable. (Los Libros Bragg fueron mi conversión al camino saludable.)*
– James F. Balch, M.D., Co-Autor, *Prescription for Nutritional Healing*

# Ayuno con Jugos – Introducción al Ayuno de Agua

El ayuno ha sido redescubierto a través del ayuno con jugos – como un modo simple, fácil de limpiar y restaurar la salud y vitalidad. Ayunar (fast) (abstenerse de comidas) viene de la palabra en Inglés Antiguo fasten o mantener firme. Es un medio de comprometerse con la tarea de encontrar la energía interna a través de la limpieza del cuerpo, mente y alma. A través de la historia, los filósofos y sabios más grandes, incluyendo a Sócrates, Platón, Buda y Gandhi, han disfrutado del ayuno y han predicado sus beneficios.

Han venido apareciendo bares de jugos por todo lado y el ayuno con jugos se ha convertido en la moda entre la gente de teatro en Hollywood, Nueva York y Londres. El número de estrellas que cree en el poder y eficacia del ayuno con jugos y agua está creciendo. Una lista parcial incluye a: Steven Spielberg, Barbra Streisand, Kim Basinger, Daryl Hannah, Alec Baldwin, Bette Midler, Christie Brinkley y Cloris Leachman. Ellos dicen que el ayuno ayuda a balancear sus vidas física, mental y emocionalmente.

Aunque un ayuno de pura agua es el mejor, un ayuno líquido de introducción usando jugos puede ofrecerle a la gente una oportunidad ideal para darle a sus sistemas intestinales un alivio, para que descansen y se limpien de las comidas rápidas altas en grasa, azúcar, sal y proteínas que comen a diario demasiados norteamericanos.

Se pueden comprar jugos de frutas y vegetales orgánicos, crudos, vivos en forma fresca en las Tiendas de Alimentos de Salud. Usted también puede preparar estos jugos saludables usando un exprimidor de jugos casero. Para un ayuno con jugos, es mejor diluir el jugo con ⅓ de agua destilada. Esta lista (página 82) le brinda muchas ideas para hacer combinaciones. En las combinaciones de vegetales y tomate, pruebe añadir un poco de Aminos Líquidos Bragg o Sprinkle de Bragg, o, en días que no son de ayuno, hasta un poco de polvo verde (alfalfa, cebada, chlorella, espirulina, etc.) para crear una bebida de salud poderosa, deliciosa y nutritiva. Cuando use hierbas en estas bebidas, use de 1 a 2 hojas frescas o una pizca de Bragg Sprinkle (24 hierbas y especias) o una pizca de Bragg Kelp (algas marinas) ricas en proteína, yodo y hierro – ambas son deliciosas con jugos de vegetales.

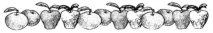

*Me gusta la risa que abre los labios y el corazón, que muestra simultáneamente las perlas y el alma.* – Victor Hugo

## Combinaciones de Jugos Deliciosas y Poderosas:

1. Remolacha, apio, brotes de alfalfa
2. Repollo, apio y manzana
3. Repollo, pepino, apio, tomate, espinaca y albahaca
4. Tomate, zanahoria y apio
5. Zanahoria, apio, berros, ajo y pasto agropiro (wheatgrass)
6. Toronja, naranja y limón
7. Remolacha, perejil, apio, zanahoria, hojas de mostaza, repollo ajo
8. Remolacha, apio, algas marinas y zanahoria
9. Pepino, zanahoria y apio
10. Berros, manzana, pepino, ajo
11. Espárragos, zanahoria y apio
12. Zanahoria, apio, perejil y repollo, cebolla, albahaca dulce
13. Zanahoria, leche de coco y jengibre
14. Zanahoria, brócoli, limón, cayena
15. Zanahoria, brotes, alga marina, romero
16. Manzana, zanahoria, rábano, jengibre
17. Manzana, piña y jengibre
18. Manzana, papaya y uvas
19. Papaya, arándanos rojos y manzana
20. Hojas verdes, brócoli y manzana
21. Uva, manzana y arándanos azules
22. Sandía (sola es mejor)

## Paul C. Bragg Introdujo la Extracción de Jugos a América

La extracción de jugos ha progresado mucho desde que mi padre importó el primer extractor de jugos de vegetales-frutas manual desde Alemania. Antes de esto, la extracción de jugos se hacía a mano usando una tela para quesos. Él introdujo su nueva idea de terapia de jugos, luego jugo de piña, y más tarde jugo de tomate, al público norteamericano. Estos dos jugos se juzgaron erróneamente demasiado ácidos. Ahora, estas bebidas saludables se han convertido en las favoritas de millones. Los famosos *Juicemen* (hombres de los jugos) de la televisión, Jack LaLanne y Jay Kordich, ¡dicen que Bragg fue su inspiración temprana y mentor! Ambos son personas sin edad y ambos siguen fuertes, inspirando a millones hacia la salud.

*La fruta tiene la relación más cercana con la luz. El sol derrama un chorro continuo de luz en las frutas. Las frutas orgánicas brindan el mejor alimento que un ser humano requiere para el sustento de mente y cuerpo.* – Louisa May Alcott, 1868

## Alimentos Licuados y Exprimidos Frescos

El extractor de jugos, el procesador de alimentos y la licuadora son grandiosos en la preparación de alimentos para dietas suaves o blandas y comidas para bebés. Las fibras de las frutas y vegetales frescos que son exprimidos pueden ser toleradas en la mayoría de las dietas suaves. Cualquier fruta o vegetal crudo o cocido puede ser licuado y agregado a leches no lácteas – soya, arroz, nuez, almendra, etc., o a caldos o sopas. ¡Los jugos vivos frescos súper cargan el poder de salud de su cuerpo! Usted puede fortificar su comida líquida con polvo de cebada verde, alfalfa, chlorella, soya, espirulina, y vitamina C para una súper nutrición extra.

## Beneficios de la Satisfacción del Ayuno

El ayuno renueva su fé en usted mismo, en su fortaleza y en la de Dios.

El ayuno es más fácil que cualquier dieta. • El ayuno es la manera más rápida de perder peso.

El ayuno es adaptable a una vida muy ocupada. • El ayuno le da al cuerpo un descanso fisiológico.

El ayuno se usa exitosamente en el tratamiento de muchas enfermedades físicas.

El ayuno puede brindarle pérdidas de peso de hasta 10 libras o más en la primera semana.

El ayuno baja y normaliza los niveles de colesterol, homocisteína, y presión sanguínea.

El ayuno mejora los hábitos alimenticios. • El ayuno incrementa el placer de comer alimentos saludables.

El ayuno es una experiencia calmante; a menudo alivia la tensión y el insomnio.

El ayuno induce frecuentemente sensaciones de euforia, es un estimulante natural.

El ayuno es un rejuvenecedor milagroso, que enlentece el proceso de envejecimiento.

El ayuno es un estimulante natural que rejuvenece los niveles de la hormona del crecimiento.

El ayuno es un energizador, no un debilitante. • El ayuno ayuda al proceso de eliminación.

El ayuno a menudo trae como resultado una relación marital más vigorosa.

El ayuno puede eliminar adicciones de tabaco, drogas y alcohol.

El ayuno es un regulador, que educa al cuerpo a consumir el alimento sólo a medida que se necesita.

El ayuno ahorra el tiempo que se gasta comprando, preparando y comiendo.

El ayuno elimina las toxinas del cuerpo, dándole una ducha y lavado internos.

El ayuno no priva al cuerpo de nutrientes esenciales.

El ayuno puede ser usado para descubrir el origen de alergias alimentarias.

El ayuno se usa eficazmente en el tratamiento de la esquizofrenia y otras enfermedades mentales.

El ayuno bajo una supervisión adecuada puede ser tolerado fácilmente hasta por 4 semanas.

El ayuno no acumula apetito; las punzadas de hambre desaparecen en 1 ó 2 días.

El ayuno es rutinario para la mayor parte del reino animal.

El ayuno ha sido una práctica común desde el inicio de la existencia del hombre.

El ayuno es un ritual en todas las religiones; sólo la Biblia tiene 74 referencias al ayuno.

El ayuno bajo las condiciones adecuadas es totalmente saludable. • El ayuno es una bendición.

*Fasting As A Way Of Life* – Allan Cott, M.D.

El ayuno no es hacer pasar hambre, es la cura de la naturaleza que Dios nos ha dado. – Patricia Bragg

## Razones Espirituales de la Biblia de Por Qué Debemos Ayunar

| | | | | |
|---|---|---|---|---|
| Hechos 13:2-3 | Neh. 1:4 | Lucas 4:2-5, 14 | Deut. 8:3-8 | Mateo 9:9-15 |
| Hechos 14:23-25 | Esdras 8:21 | Lucas 9:1-6, 11 | Joel 2:12 | Mateo 17:18-21 |
| 3 Juan 2 | Gál. 5:16-26 | Marcos 2:16-20 | Mateo 7:7-8 | Deut. 11:7-14, 21 |
| 1 Cor. 10:31 | Gén. 6:3 | Mateo 4:1-4 | Salmos 119-18 | Neh. 9:1, 20-21 |
| 1 Cor. 13:4-7 | Isaías 58:6, 8 | Salmos 69:10 | Salmos 35:13 | Mateo 6:16-18 |

Querido Amigo en Salud,

¡Este gentil recordatorio le explica los grandiosos beneficios del Milagro del Ayuno *(Miracle of Fasting)* que usted disfrutará cuando inicie su Programa de Ayuno Bragg semanal de 24 horas para una Súper Salud! Es un tiempo precioso para la limpieza y renovación de cuerpo-mente-alma.

En los días de ayuno, yo tomo de 8 a 10 vasos de agua destilada (nuestra favorita) o bien purificada, (yo agrego 1-2 cucharaditas de Vinagre Orgánico Bragg a 3 de ellos). Si usted está apenas empezando, también puede probar con tés de hierbas o pruebe con jugos frescos diluidos con $^1/_3$ de agua destilada. Todos los días, inclusive en algunos de los días de ayuno, agregue 1 cucharada de polvo de cáscara de psyllium a los líquidos una vez al día. Es un limpiador extra y ayuda a normalizar el peso, colesterol y presión arterial, y ayuda a promover una eliminación saludable. El ayuno es el método de curación más viejo y eficaz conocido por el hombre. El ayuno ofrece milagrosas y grandiosas bendiciones de la Madre Naturaleza y nuestro Creador. Inicia la autolimpieza del mecanismo del interior del cuerpo para que podamos promover nuestra propia autocuración.

Mi padre y yo escribimos el libro El Milagro del Ayuno *(The Miracle of Fasting)* para compartir con usted los milagros de salud que puede llevar a cabo en su vida. Vale tanto la pena hacerlo todo, y es una parte importante del Estilo de Vida Saludable Bragg.

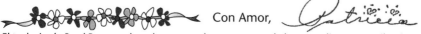

Con Amor,

*El trabajo de Paul Bragg sobre el ayuno y el agua es una de las grandiosas contribuciones al Movimiento de Sabiduría que Cura y Salud Natural en el mundo hoy día.*
– Gabriel Cousens, M.D., Autor de *Conscious Eating & Spiritual Nutrition*

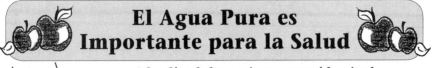
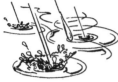

*A los días de los ancianos, agregó longitud;*
*Al poder de los fuertes, agregó fuerza;*
*Refresca el corazón, ilumina la vista;*
*Es como tomar un cáliz de luz de la mañana.*

El cuerpo es 70% agua, y es importante el agua purificada, destilada a vapor (libre de químicos) para una salud total. Usted debe tomar de 8 a 10 vasos de agua al día. Lea nuestro libro, *Water – The Shocking Truth That Can Save Your Life* (Agua – La Impactante Verdad Que Puede Salvar Su Vida) para más información sobre la importancia del agua purificada. (Páginas del libro 129-131.)

## Agua – El Lubricante Vital del Cuerpo

El cuerpo, a su propia manera, es aceitado y engrasado automáticamente. El lubricante básico del cuerpo es el agua. Le permite a los órganos deslizarse el uno contra el otro – como cuando usted se agacha. Ayuda a los huesos a moverse en sus articulaciones. No podría doblar una rodilla o codo sin ella. Además, actúa como agente amortiguador que previene la lesión proveniente de los golpes. Aplicada hidráulicamente en varias partes del cuerpo, se usa para crear y mantener presiones. El globo ocular es un buen ejemplo de esta función en particular del agua. No se podría mantener el tono muscular sin el agua adecuada pues los músculos son 75% agua. Esta es otra razón por la cual la fatiga golpea a un cuerpo deshidratado.

### El Agua Es Clave Para La Salud y Toda Función Corporal:

| | | |
|---|---|---|
| • Eliminación | • Músculos | • Nervios |
| • Circulación | • Metabolismo | • Energía |
| • Digestión | • Asimilación | • Sexo |
| • Huesos y Articulaciones | • Corazón | • Glándulas |

*¡Tomar de 8 a 10 vasos de agua pura destilada al día limpia y recarga las baterías humanas!* – Paul C. Bragg, N.D., Ph.D.

*El agua fluye a través de cada parte individual de su cuerpo, limpiándolo y nutriéndolo. Pero el tipo equivocado de agua, con minerales inorgánicos, toxinas dañinas, químicos y otros contaminantes, pueden ensuciar y obstruir su cuerpo, haciéndolo dolorosa y gradualmente rígido.* – Paul C. Bragg, N.D., Ph.D.

*Si amas a la Naturaleza, encontrarás Belleza en todo lado.* – Vincent Van Gogh

# Cuídese – ¡Tome Agua Destilada, Purificada!

El agua pura destilada es vitalmente importante en lo que respecta a seguir el Estilo de Vida de Corazón Saludable Bragg. El agua es clave para todas las funciones corporales, incluyendo: digestión, asimilación, eliminación y circulación, y para los huesos y articulaciones, músculos, nervios, glándulas y sentidos. El tipo adecuado de agua es una de sus mejores protecciones naturales contra todo tipo de enfermedades e infecciones. Es un factor vital en todo fluido corporal, tejido, célula, linfa, sangre y toda secreción glandular. El agua mantiene todos los factores nutritivos en solución, así como toxinas y desechos corporales, y actúa como el principal medio de transporte a través del cuerpo, tanto para nutrición como para limpieza (página 24).

En vista de que su cuerpo es más o menos 70% de agua, y el sistema sanguíneo y linfático es más del 90% de agua, es esencial para su salud que usted tome sólo agua pura que no esté saturada con contaminantes, minerales inorgánicos y toxinas. Esta agua pura transportará nutrientes vitales a las células y desechos de las células más eficientemente. ¡Esto le permite a su cuerpo funcionar correctamente y mantenerse más saludable!

**MINERALES ORGÁNICOS:** Sus minerales deben provenir de una fuente orgánica, de algo vivo o que ha vivido. Los humanos no tienen la misma química que las plantas. Sólo las plantas vivientes tienen la habilidad de extraer minerales inorgánicos de la tierra y convertirlos en minerales orgánicos para que su cuerpo los absorba y utilice.

**MINERALES INORGÁNICOS:** Los minerales inorgánicos y químicos tóxicos en el agua pueden crear estos problemas:

- *Causar artritis, espolones óseos, y formaciones dolorosas calcificadas en las articulaciones.*
- *Endurecen el hígado.*
- *Causa piedras en el riñón y vesícula biliar.*
- *Obstruye y endurece las venas, capilares y arterias.*
- *Los minerales inorgánicos y los químicos tóxicos en el agua obstruyen las arterias y capilares pequeños que son necesarios para alimentar y nutrir su cerebro con sangre oxigenada; el resultado es una pérdida gradual de memoria, senilidad y accidentes vasculares cerebrales.*

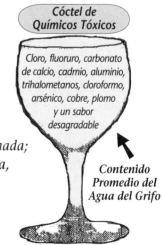

**Cóctel de Químicos Tóxicos**

Cloro, fluoruro, carbonato de calcio, cadmio, aluminio, trihalometanos, cloroformo, arsénico, cobre, plomo y un sabor desagradable

**Contenido Promedio del Agua del Grifo**

*El agua destilada juega un rol vital en el tratamiento de enfermedades, artritis, etc.*
– Dr. Allen E. Banik, autor de *The Choice is Clear*

Comparada con su vasta absorción a través del sistema respiratorio, la absorción por piel podría ser la principal ruta de penetración al cuerpo. Las tasas de penetración por piel se ha visto que son asombrosamente altas, y la capa exterior de la piel es una barrera menos eficaz ante la penetración que lo que tradicionalmente se asume. Los factores que afectan la absorción son:

**Hidratación:** Mientras más hidratada esté la piel, mayor es la absorción. Si la piel es hidratada por el sudor o la inmersión en agua, o si los compuestos contaminantes están en solución, la penetración es mayor.

**Temperatura:** La temperatura incrementada de la piel o del agua van a aumentar la capacidad de absorción de la piel en forma proporcional. Durante las actividades de nadar o bañarse, se puede esperar que suceda una mayor hidratación de las superficies de la piel.

**Condición de la Piel:** Cualquier insulto (como por ejemplo una quemadura de sol) o lesión (por ejemplo cortadas, heridas, abrasiones) de la piel reducirá su habilidad de actuar como barrera ante sustancias foráneas. Un historial de enfermedad de piel tal como soriasis o eccema, actúa bajando la barrera natural de la capa externa de la piel, así como también los pruritos, dermatitis, o cualquier condición crónica de la piel.

**Variabilidad Regional:** las tasas de absorción por piel varían con las diferentes regiones del cuerpo. El caso de la inmersión total del cuerpo al nadar o bañarse es subestimado. La epidermis de la mano representa una barrera relativamente más grande a la penetración que muchas otras partes del cuerpo, incluyendo el cuero cabelludo, frente, abdomen, área dentro y alrededor de las orejas, axilas y área genital. La penetración a través del área genital es estimada en un 100%, pero sólo de un 8.6% en el antebrazo.

**Otras Rutas de Entrada:** Otras rutas de absorción incluyen la oral, nasal, mejillas, y cavidad bucal, y las áreas de ojos y orejas. Estas rutas han sido subestimadas en su habilidad de absorber contaminantes durante la inmersión en agua. La inhalación sirve como una ruta más. En el caso de nadar o bañarse, es de esperarse que los químicos volatilizados se acumulen cerca de la superficie del agua y sean más fácilmente inhalables. Además, puede que se trague el agua.

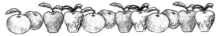

*El agua pura es la mejor bebida para el hombre sabio.* – Henry David Thoreau

## ¡Usted Está Tóxicamente Más Expuesto Al Tomar Un Baño De Agua Clorada Que Al Tomar Esa Misma Agua!

Dos de los químicos altamente tóxicos y volátiles, tricloroetileno y cloroformo, han sido probados ser contaminantes tóxicos encontrados en la mayor parte de los suministros de agua municipales. La Academia Nacional de Ciencias recientemente estimó que cientos de personas mueren en los EE.UU. cada año por los cánceres causados mayormente por la ingestión de contaminantes en el agua por inhalación, así como por contaminantes del aire en el hogar. La exposición por inhalación a los contaminantes en el agua es en general ignorada. Impactantes datos recientes muestran que las duchas calientes pueden liberar un 50% de cloroformo y un 80% del tricloroetileno al aire.

Hay pruebas que muestran que su cuerpo puede absorber más cloro tóxico de una ducha de 10 minutos que de tomar 8 vasos de la misma agua. ¿Cómo puede ser esto? Una ducha caliente abre sus poros, causando que su piel actúe como una esponja. Como resultado, usted no sólo inhala los vapores tóxicos del cloro, sino que también los absorbe a través de la piel, directamente a su torrente sanguíneo – a una tasa que es hasta 6 veces más alta que si la bebiera.

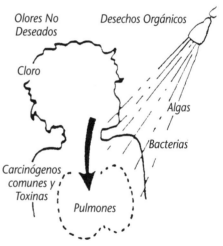

87

*"En términos del daño acumulativo a su salud, ducharse en agua clorada es uno de los mayores riesgos que usted toma a diario. Los riesgos a corto plazo incluyen: irritación de ojos, senos nasales, garganta, piel, y pulmones. Los riesgos a largo plazo incluyen: formación excesiva de radicales libres (¡que lo envejecen!), mayor vulnerabilidad a la mutación genética y desarrollo de cáncer; y dificultad para metabolizar el colesterol, ocasionando arterias endurecidas".*
– Science News – www.sciencenews.org

*El tratamiento de las enfermedades debería ir directo a la causa raíz, y muy a menudo ésta se encuentra en la deshidratación severa por falta de agua pura destilada suficiente, ¡además de un estilo de vida poco saludable! Visite este sitio web para obtener información importante*: watercure.com.

## Cinco Peligros Tóxicos Escondidos En Su Ducha:

● **Cloro:** Adicionado a todos los suministros de agua municipales, este desinfectante endurece las arterias, destruye las células y tejidos, irrita la piel, sinusitis y agrava el asma, alergias y problemas respiratorios. Visite la página web:*bidness.com/esd/showering.htm.*

● **Cloroformo:** Este poderoso subproducto de la cloración ocasiona la formación de excesivos radicales libres (¡una causa de envejecimiento acelerado!), ocasiona que las células normales tengan mutaciones y que se forme colesterol. ¡Es un conocido carcinógeno!

● **DCA (Ácido Dicloroacético):** Este subproducto del cloro altera el metabolismo del colesterol y se ha mostrado que ocasiona cáncer de hígado en animales de laboratorio.

● **MX (ácido clorado tóxico):** Otro subproducto de la cloración, se sabe que el MX ocasiona mutaciones genéticas que llevan al crecimiento del cáncer y se ha encontrado en el agua clorada en la cual se hicieron pruebas para detectarlo.

● **Causa de cáncer de vejiga y rectal:** La investigación probó que el agua clorada es una causa directa de más del 9% del cáncer de vejiga en los EE.UU., 15% del cáncer rectal, y de un incremento en la enfermedad cardiaca.

## Duchas, Químicos Tóxicos y Cloro

La cloración de agua ha sido ampliamente usada para "purificar" el agua en Norteamérica empezando en 1904. ¡Pero los efectos negativos del cloro sin duda sobrepasan cualquier beneficio! "¡El cloro es el mayor causante de invalidez y el mayor asesino de los tiempos modernos! Mientras evitaba epidemias de una enfermedad, creaba otras. Veinte años luego del inicio de la cloración de nuestra agua potable, la presente epidemia creciente de afecciones cardiacas, cáncer y senilidad inició en 1924, y está costando billones."
– Dr. Joseph Price, *Coronaries, Cholesterol, Chlorine* (amazon.com)

La absorción por piel de contaminantes tóxicos peligrosos ha sido grandemente subestimada y la ingestión puede no constituir la única ruta primaria de exposición.
– Dr. Halina Brown, *American Journal of Public Health*

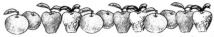

*Lea el Libro del Agua de Bragg. Este libro puede salvarle la vida. Aprenda por qué y qué tipo de agua es segura. Vea las páginas de atrás para una lista de libros.*

El tomar largas duchas calientes es un riesgo de salud, de acuerdo con las más recientes investigaciones. Las duchas – y en menor grado los baños – llevan a una mayor exposición a los químicos tóxicos contenidos en los suministros de agua que beberla. Estos químicos tóxicos se evaporan del agua y son inhalados. También pueden diseminarse a través de la casa y ser inhalados por otros. Las personas obtienen de 6 a 100 veces más químicos por respirar el aire mientras se duchan o bañan que por tomar el agua.

*– Ian Anderson, New Scientist*

Un profesor de Química del Agua de la Universidad de Pittsburgh afirma que la exposición a los químicos vaporizados en el agua al ducharse, bañarse y por inhalación es 100 veces mayor que por tomar los químicos en el agua.

*– The Nader Report – Troubled Waters on Tap*

## No Se Confíe – Use Un Filtro De Ducha

El método más efectivo de eliminar peligros de su ducha es la rápida y fácil instalación de un filtro en el brazo de su ducha. Usamos un buen filtro que elimina el cloro, plomo, mercurio, hierro, arsénico, sulfuro de hidrógeno, y muchos otros contaminantes invisibles, tales como bacterias, hongos, suciedad y sedimentos. Con una vida útil de 12 a 18 meses, este filtro es fácilmente lavable por lavado a contracorriente cada 2 a 3 meses, y es reemplazable. Empiece a disfrutar de duchas seguras y libres de cloro. Reduce el riesgo de enfermedad cardiaca y cáncer y además reduce la carga sobre su sistema inmune. Puede inclusive eliminar condiciones viejas, desde sinusitis, problemas respiratorios, hasta piel seca y con comezón. Para ordenar este filtro de ducha – llame al 800-446-1990 entre semana. ¡Usamos este filtro y estamos agradecidos de poder ducharnos sin cloro!

89

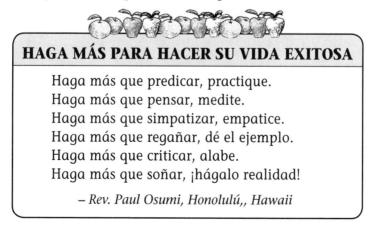

### HAGA MÁS PARA HACER SU VIDA EXITOSA

Haga más que predicar, practique.
Haga más que pensar, medite.
Haga más que simpatizar, empatice.
Haga más que regañar, dé el ejemplo.
Haga más que criticar, alabe.
Haga más que soñar, ¡hágalo realidad!

*– Rev. Paul Osumi, Honolulú,, Hawaii*

# La Madre Naturaleza Ama que Disfrutes de su Belleza

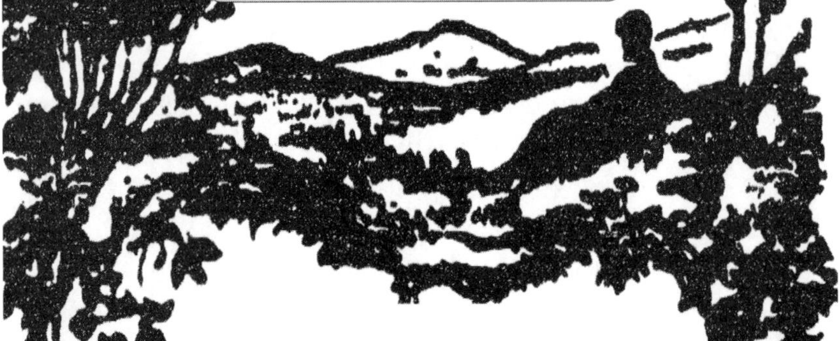

*Déjame ver hacia arriba*
*dentro de las ramas*
*Del imponente roble*
*Y saber que creció*
*Lento y bien.*

*Dame, en medio*
*de la confusión*
*de mi día*
*La calma de las*
*colinas perennes.*

*Déjame pausar*
*para ver una flor,*
*para oler una rosa –*
*el autógrafo de Dios,*
*para hablar con un amigo,*
*para leer unas cuantas líneas*
*de un buen libro.*

*Romper las tensiones*
*de mis nervios*
*Con la relajante música*
*de arroyos cantarines*
*y gentiles lluvias*
*Que viven en*
*mi memoria.*

*Sigue los pasos de los buenos,*
*y quédate en la senda justa*
*para disfrutar*
*la vida a plenitud.*
*– Proverbios 2:20-21*

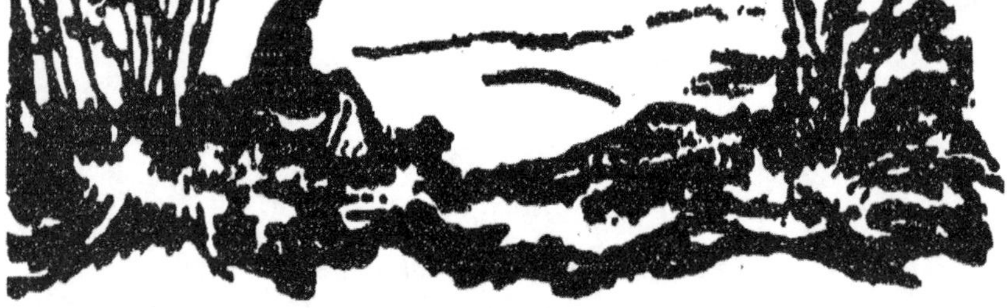

*Abre mis ojos, para que contemple las maravillas de tu ley.* – Salmos 119:18

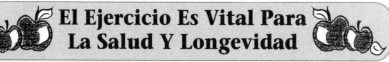

# El Ejercicio Es Vital Para La Salud Y Longevidad

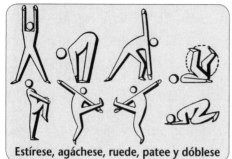

Estírese, agáchese, ruede, patee y dóblese

Para asegurarse arterias jóvenes, ¡el ejercicio es muy esencial! Si desea vivir y disfrutar una vida saludable y en forma, es necesario aumentar su resistencia cardiovascular y empezar a seguir un programa de ejercicios diseñado para mantener sus arterias sin obstrucción, suaves, ágiles y saludables. El primer paso es introducir más oxígeno en el cuerpo el cual ayudará a disolver las incrustaciones que se han formado en las arterias. ¡Cualquier actividad física que inyecte más oxígeno va a ayudarle a extender su vida!

## Disfrute De Un Cuerpo Incansable – Sin Edad – Sin Dolor Como Lo Hicieron Conrad Hilton, J.C. Penney y El Dr. Scholl Con El Estilo de Vida Saludable Bragg

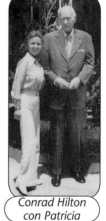

Conrad Hilton con Patricia

¡No se desespere en sus años dorados – disfrútelos! Mi padre, Paul C. Bragg, dijo la segunda mitad de la vida es la mejor, y pueden ser los años más fructíferos. Linus Pauling, la pintora Grandma Moses y la impresionante Madre Teresa, ¡todos ellos han probado esto! Estos tres famosos seguidores de la salud Bragg – Conrad Hilton, J.C. Penney y el Dr. Scholl de los pies – todos han vivido vidas Fuertes, productivas y activas vidas hasta casi los 100 años. Muchísimos más han vivido vidas largas, saludables y plenas siguiendo el Estilo de Vida Saludable, ¡y usted también puede hacerlo!

Le enseñamos cómo olvidar sus años calendario y recuperar no sólo un espíritu juvenil, sino además mucho del vigor de su juventud. Es su deber para con usted mismo empezar a vivir el Estilo de Vida Saludable Bragg hoy mismo – ¡no lo deje para después! Mantenga el envejecimiento prematuro lejos de su cuerpo viviendo fielmente este esquema de estilo de vida saludable. Debe comer alimentos que tengan una alta tasa de vibración de salud (abundancia de frutas y vegetales orgánicos) y hacer un ayuno de agua semanal.

Además, haga algunos ejercicios de Respiración Profunda de Súper Energía de Bragg, y obtenga 8 horas de sueño óptimo en la noche. ¡No deje que nada le robe su energía emocional y nerviosa, ni su preciada fuerza vital! Lea los libros *Fuerza Nerviosa Poderosa y Respiración de Bragg*. Visite el sitio web: *www.sleepfoundation.org*.

¡Su cuerpo se renueva cada día! El envejecimiento prematuro y la senilidad son el resultado de los residuos tóxicos que se acumulan cuando usted vive un estilo de vida poco saludable. Coma correctamente, ejercítese para una buena circulación corporal, y habrá muy poca o ninguna acumulación de toxinas para obstruir y envejecer prematuramente su cuerpo. ¡Cultive y aférrese al espíritu de la juventud *y éste será suyo*! ¡Puede verse y sentirse más joven! Practique la buena postura para mantener la salud y energía. Haga diariamente el Ejercicio de Postura Bragg de la página 104. ¡Siga el Estilo de Vida Saludable Bragg y será bendecido con muchos milagros!

Si ya se encuentra en las garras del envejecimiento prematuro, empiece ya a luchar por el regreso de su juventud. ¡Trabaje para recuperar esta preciada posesión! ¡Usted puede hacerlo! Entrene su cuerpo como lo haría con un caballo de carreras. ¡Siga estas instrucciones claras y definidas y ganará fortaleza, virilidad, energía, vivacidad y entusiasmo! Haga de su vida un disfrute diario del regalo más preciado de todos los terrenales – el poder y los goces de una vida saludable y joven. Los hombres y mujeres pueden ser jóvenes a los 60, 70, 80 e inclusive 90 años (páginas 93-95). Algunos han retenido el espíritu de la juventud más allá de la marca de los 100 años, ¡como lo siguen haciendo el pueblo de Hunza de Cachemira y el pueblo de Georgia de Rusia!

## El Cuerpo es El Héroe

*"Es el cuerpo el que es el héroe, no la ciencia, no los antibióticos…no las máquinas, drogas ni dispositivos nuevos…La tarea del médico hoy día es lo que ha sido siempre, ayudar al cuerpo a hacer lo que ha aprendido a hacer tan bien por sí solo durante su lucha interminable por la supervivencia para curarse a sí mismo!"*
**¡Es el cuerpo, no la medicina, el que es héroe!**
– Ronald J. Glasser, M.D., Autor, "The Body Is The Hero" (amazon.com)

*Nunca es demasiado tarde para ponerse en condición física, pero sí toma perseverancia diaria.*
– Dr.Thomas K. Cureton – Pionero de Condición Física, Universidad de Illinois

*El hacer cambios positivos en su estilo de vida – ejercicio diario, comer saludablemente, eliminar el estrés y educarse a sí mismo sobre la enfermedad cardiaca – reduce el riesgo de enfermedad cardiaca.*
– Johns Hopkins Medical News • www.hopkinsmedicine.org

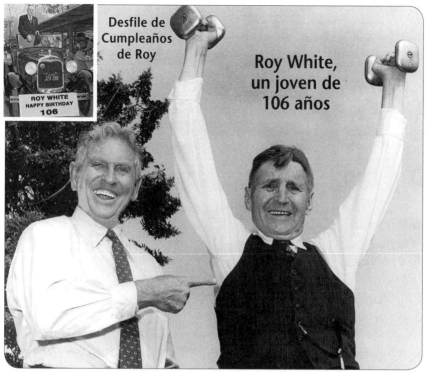

Desfile de Cumpleaños de Roy

ROY WHITE HAPPY BIRTHDAY 106

Roy White, un joven de 106 años

**Paul C. Bragg Y Su Seguidor De Salud Levantador de Pesas, Roy White**

## El Ejercicio Y El VSM Ayudan A Mantenerlo Más Joven, Saludable, Fuerte, Flexible Y Delgado

Paul y Roy practicaron entrenamiento de levantamiento de pesas progresivo 3 veces por semana para mantenerse saludables y en forma. ¡Los científicos han probado que el entrenamiento en pesas hace milagros para todas las edades manteniendo más flexibilidad, energía y resistencia juvenil!

## Ancianos (de 86 a 96) Levantadores De Pesas Triplican Su Fuerza Muscular En Un Estudio De EE.UU.

WASHINGTON – ¿Residentes de asilos de ancianos que levantan pesas en un estudio de Boston? ¿Levantadores de pesas ancianos que triplican y cuadruplican su fuerza muscular? ¿Es posible? ¡La mayoría de las personas lo dudaría! ¡Pero los expertos del gobierno sobre envejecimiento contestó esas preguntas con un rotundo "sí" gracias a los resultados de este asombroso estudio significativo! Visite el sitio web: *jcaaa.org/liftingweights.htm*

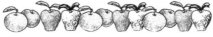

*La edad no depende de los años, sino del temperamento y la salud.*

Convirtieron a un grupo de frágiles residentes de un asilo de ancianos de Boston, de edades entre 86 y 96, en levantadores de pesas para demostrar que nunca es demasiado tarde para revertir el descenso en la fuerza muscular relacionado con la edad. El grupo participó de un régimen de entrenamiento de pesas de alta intensidad en un estudio conducido por la Dra. Maria A. Fiatarone en la Universidad Tufts en Boston.

## Resultados de Fuerza Asombrosa en 8 Semanas

"La favorable respuesta al entrenamiento de fuerza en nuestros sujetos fue asombrosa a la luz de sus avanzadas edades y hábitos sedentarios. Los ancianos levantadores de pesas incrementaron su fuerza muscular hasta 3 y 4 veces en tan poco como 8 semanas." ¡Fiatarone dijo que estaban más fuertes al finalizar el programa que lo que habían estado en años! ¡Los resultados fueron impactantes! Fiatarone enfatizó la seguridad de un programa de levantamiento de pesas así supervisado muy de cerca, inclusive entre personas con salud frágil. La edad promedio de los participantes era de 90. Seis tenía enfermedad coronaria; siete tenían artritis; seis tenían fracturas óseas resultantes de la osteoporosis; cuatro tenían presión sanguínea alta; y todos habían estado físicamente inactivos por años. Y sin embargo, ningún problema médico serio resultó del programa de ejercicios de fuerza. Unos cuantos de los participantes sí reportaron dolores menores de músculos y articulaciones.

Los participantes del estudio fielmente entrenaron 3 veces por semana con pesas de mano y máquinas para levantar pesas. Las pesas fueron gradualmente incrementadas de 10 libras a alrededor de 40 libras al final del programa de ocho semanas. Fiatarone afirmó que el estudio conlleva importantes implicaciones de salud para mejorar el bienestar y condición física de las personas mayores, quienes representan una proporción creciente de la población de los EE.UU. Un descenso en la fuerza, tono y tamaño muscular es una de las características más predecibles del envejecimiento.

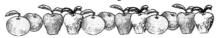

*Un cuerpo fuerte hace fuerte a la mente.* – Thomas Jefferson, 3er Presidente de los EE.UU.

*El ejercicio, junto con comidas saludables y algo de ayuno ayuda a mantener o restablecer un balance físico saludable y un peso normal para una larga y feliz vida.*

*El exceso de grasa en el cuerpo está ligado a enfermedades mortales – tales como la presión alta, diabetes, apoplejía e infarto cardiaco. El Vinagre de Sidra de Manzana también contiene un ácido acético que se da naturalmente, el ingrediente primario en el vinagre; se ha creído por mucho tiempo que acelera el metabolismo y ayuda a disolver las grasas.*

Paul C. Bragg y Patricia Levantan Pesas 3 Veces por Semana

## Cómo Moldear un Cuerpo Saludable con Ejercicio

El ejercicio ayuda a normalizar la presión sanguínea y crear un pulso saludable. Mantiene la sangre fluyendo sin obstáculos y sin coagularse. ¡El mantenerse activo ayuda a sentirse energizado! Las caminatas vigorosas son el mejor ejercicio para todo. Prométase convertirse en un caminador de salud diariamente. Además de caminar, nos gustaría instarle a que use pesas libres o pares de mancuernas para incrementar su musculatura. Levantar pesas es un gran complemento para el ejercicio que sus piernas reciben de caminar. Mantenga sus pesas en la sala de estar y úselas mientras ve televisión en la noche. Inclusive las personas de más de 70, 80 e inclusive 90 años pueden ser levantadoras de pesas. Todo lo que tiene que hacer es empezar. Nunca se va a arrepentir.

*El mantenerse activo es como abordar un elevador HACIA ARRIBA. Mientras más haga, más se siente con ganas de seguir involucrado. ¡Inclusive los sedentarios teleadictos pueden volverse activos y con condición física!*

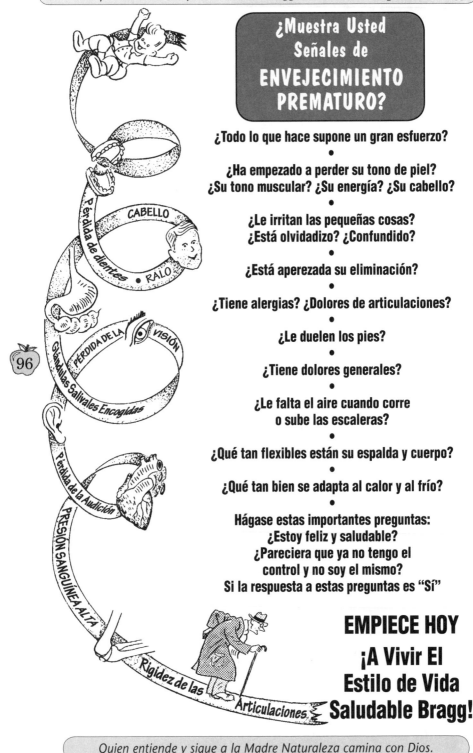

## ¿Muestra Usted Señales de ENVEJECIMIENTO PREMATURO?

¿Todo lo que hace supone un gran esfuerzo?

•

¿Ha empezado a perder su tono de piel? ¿Su tono muscular? ¿Su energía? ¿Su cabello?

•

¿Le irritan las pequeñas cosas? ¿Está olvidadizo? ¿Confundido?

•

¿Está aperezada su eliminación?

•

¿Tiene alergias? ¿Dolores de articulaciones?

•

¿Le duelen los pies?

•

¿Tiene dolores generales?

•

¿Le falta el aire cuando corre o sube las escaleras?

•

¿Qué tan flexibles están su espalda y cuerpo?

•

¿Qué tan bien se adapta al calor y al frío?

•

Hágase estas importantes preguntas: ¿Estoy feliz y saludable? ¿Pareciera que ya no tengo el control y no soy el mismo? Si la respuesta a estas preguntas es "Sí"

## EMPIECE HOY ¡A Vivir El Estilo de Vida Saludable Bragg!

CABELLO • RALO

Pérdida de dientes

Pérdida de la VISIÓN

Glándulas Salivales Encogidas

Pérdida de la Audición

PRESIÓN SANGUÍNEA ALTA

Rigidez de las Articulaciones

*Quien entiende y sigue a la Madre Naturaleza camina con Dios.*

## La Buena Condición Física Promueve la Salud y La Longevidad
### ¡Nunca Es Demasiado Tarde Para Empezar!

La fuerza muscular en el adulto promedio decrece de un 30 a un 50% durante el transcurso de la vida, mayormente como consecuencia de un estilo de vida poco saludable y sedentario y otros factores controlables (hábitos de dieta, etc.). La atrofia muscular y la debilidad no son problemas meramente cosméticos en cuanto a los frágiles ancianos. Los investigadores ahora ligan la debilidad muscular con caídas recurrentes, que son la mayor causa de inmobilidad y muerte en la población anciana norteamericana. ¡Esto está costando millones de dólares anualmente en apabullantes gastos médicos! Estudios previos han sugerido también que el entrenamiento con pesas puede ser útil para revertir la debilidad muscular relacionada con la edad. Pero Fiatarone dice que los médicos han tenido reticencias para recomendarles el levantamiento de pesos a los ancianos frágiles con múltiples problemas de salud. ¡Este nuevo estudio gubernamental puede estarles haciendo cambiar de parecer! Además, este estudio muestra la gran importancia de mantener los 640 músculos tan activos y en forma como sea posible para mantener una buena salud general (página 91). El campeón pionero de la condición física, el Dr. Kenneth Cooper de Dallas, Texas, está dedicado a mejorar la salud, condición física y longevidad de los norteamericanos. Visite su sitio web: *www.cooperinst.org*.

## La Vida Milagrosa de Jack LaLanne

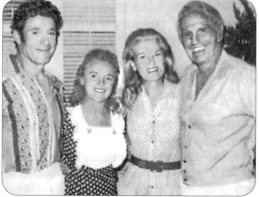

Jack LaLanne, Patricia Bragg, Elaine LaLanne y Paul C. Bragg

Jack afirma que puedo haber muerto a los 16 si no hubiera asistido a la Crusada Bragg. Jack dice, *Bragg salvó mi vida a los 15, cuando asistí a la Crusada de Salud Bragg en Oakland, California.* Desde ese día, Jack ha continuado viviendo el Estilo de Vida Saludable Bragg, ¡inspirando a millones a obtener salud, condición física y una vida feliz! Visite el sitio: *jacklalanne.com*

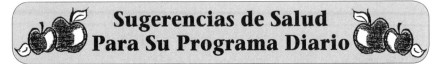

# Sugerencias de Salud Para Su Programa Diario

Aquéllos de ustedes que viven la vida de forma incompleta, y renuncian a las preciadas cualidades de la existencia humana por causa de excesos en la dieta o por los placeres del lujo y el ocio, ¡están vendiendo su derecho de nacimiento por un plato de potaje! ¡Despierte a las posibilidades dentro de su alcance! Rejuvenezca su cuerpo. Haga de la suya una mente despierta y capaz. ¡Obedezca las Leyes de la Madre Naturaleza y Dios y usted verá resultados que ahora ni se atreve a soñar! ¡Sucederán milagros!

Asegúrese de dormir en un cuarto bien ventilado, sin acumulaciones, libre de polvo, para que obtenga una gran cantidad de oxígeno limpio mientras duerme. Sé que a veces es difícil mantener los objetos que acumulan polvo (adornos, etc.) fuera de su hogar. Recientemente tuvimos que aclarar algunas áreas debido a los ácaros del polvo. Es mejor aspirar las alfombras a menudo usando un filtro HEPA o una bolsa con microforro. Ponga almohadas y colchones (refugio de los ácaros de polvo) en cubiertas protectoras cerradas con cremallera. Asegúrese de que su colcón sea firme y plano (tenga una almohada suave para la cabeza), y además pruebe un cubrecolchón de espuma viscoelastica de 2″. Duerma extendido para permitir una buena circulación. Es mejor no dormir en una posición acurrucada ni sobre sus brazos.

## El Oxígeno es El Bordón Invisible de la Vida

¡El oxígeno es la vida de la sangre, y la sangre es la vida del cuerpo! El oxígeno es el elemento más importante en el cuerpo. No tiene color, olor ni gusto. Su principal función es la purificación. La falta de oxígeno en el cuerpo puede llevar a serias consecuencias. La mayoría de las personas tiene hambre de oxígeno porque no respiran bien, lo hacen superficialmente. Lea el libro Respiración Profunda de Súper Energía Bragg (páginas 129-131).

Para tener una vida saludable, joven, y vital, necesitamos aire sin contaminación en abundancia, agua pura destilada y abundantes vegetales y frutas frescos y orgánicos. ¡Recuerde, el oxígeno es una fuente indiscutible de energía indispensable, la necesaria para una actividad vital más alta en el organismo humano! Ayuda a asegurar una eliminación, reconstrucción y regeneración más saludable dentro de los factores vitales y actividades metabólicas de la totalidad del cuerpo físico.

A través del funcionamiento de los pulmones, el oxígeno es absorbido y asimilado en el torrente sanguíneo, siendo llevado dentro junto con otros factores desconocidos de la atmósfera. Las plantas, a través de sus raíces, absorben los elementos vitales en el suelo necesarios para su vida. Si cortamos o dañamos sus raíces, ¡ellas mueren! Las raíces del hombre son sus pulmones. ¡Los fumadores están matando sus pulmones y los de todos alrededor suyo! No respire humo de segunda mano – ¡es aún más letal! ¡No permita que se fume en su casa! Visite el sitio *bragg.com* para ver los peligros del fumado en el *Libro de Respiración Bragg* (ver páginas 129-131).

Sólo podemos respirar adecuadamente con el suficiente movimiento físico. Con los movimientos apropiados, nos motivamos a obtener la totalidad del elixir de la vida, el cual es el aire. Mientras más fuertes y vigorosos nuestros movimientos, más aire necesitamos y más profundamente respiramos.

El oxígeno en el aire que respiramos ayuda a disolver y eliminar los desechos y construye la continuidad de nuestra estructura celular, ¡manteniendo así nuestro cuerpo al grado más alto posible! Cada respiración debe desintoxicar y regenerar nuestras fuerzas vitales. Pero este proceso de rejuvenecimiento debe ser suplementado siguiendo fielmente el Estilo de Vida Saludable Bragg. Por favor entienda que tanto el ejercicio y la respiración profunda deben fortificarse con una nutrición saludable apropiada para evitar la descomposición degenerativa y destructiva prematura de las células.

Esto explica por qué hay un declive físico en atletas de primera antes de los 30 años en aquéllos que no han consumido una dieta correcta nutricionalmente balanceada. El atleta promedio alcanza su apogeo aproximadamente a los 27 y luego, tristemente, ¡empieza a declinar! Sé que esto es cierto puesto que mi padre fue un atleta activo toda su vida y vimos a los mejores atletas alcanzar su apogeo y lentamente declinar debido a un estilo de vida poco saludable, y además, triste decirlo, muchos de ellos morían demasiado jóvenes.

***Otros factores que afectan la respiración:*** Nuestros pensamientos y emociones interfieren con nuestra respiración. Por esto es que, con un dolor de cabeza o cualquier otro síntoma súbito, unos cuantos minutos de respiración profunda y lenta le ayudarán a desintoxicar y restablecer un balance interno y presión arterial saludables.

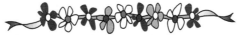

*La actriz Cloris Leachman, una ardiente seguidora de salud Bragg, brilla de salud. Odia fumar, el café, alcohol, azúcar y las carnes. Una de sus soluciones para los problemas de salud es hacer ayuno. "El ayuno es una cura milagrosa. Me curó el asma."*

## ¡Descansar es Herrumbrarse y el Herrumbre es Destrucción!

Al despertarse en la mañana, estire sus piernas, brazos y cuerpo como lo hace al bostezar. Continúe este proceso de estiramiento hasta que sienta que cada músculo ha sido adecuadamente y totalmente despertado. ¡La buena circulación y eliminación son las llaves maestras para la buena salud! Esta es la razón por la que es importante estirar y ejercitar su cuerpo. No restrinja sus ejercicios a las mañanas. Saque un rato para ellos durante el día para mantener su circulación fuerte a través de su sistema cardiovascular durante todas sus horas despierto. No se siente más de una hora a la vez. Levántese, haga un poco de estiramiento, trote en forma estacionaria y ejercicios de respiración profunda. Levántese y muévase. No se siente en su automóvil por más de dos horas. Deténgalo, bájese y estire y ejercite sus piernas y cuerpo (vea los ejercicios en las páginas 91 y 104).

## Los Ejercicios Le Mantendrán Más Saludable, Joven, Flexible Y En Buena Condición Física

**100**

Deberá luchar contra la rigidez si quiere que el cuerpo se sienta joven. Muchas personas prematuramente viejas encuentran imposible enderezar la espalda o mantener una buena postura continuamente. ¿Por qué? Porque sus cuerpos se han vuelto rígidos y tiesos por falta de ejercicios y uso. No es de asombrarse que los hombres y mujeres se vuelvan prematuramente viejos, se asienten y se vuelvan tiesos y con cuello rígido. ¡No hacen ejercicios que muevan sus articulaciones de la espalda! Si ya empezó a adquirir esta rigidez, ¡tome esta advertencia y revierta los hábitos de envejecimiento! ¡Nunca es tarde!

### Los Hábitos Mentales Sanos Promueven la Salud y Longevidad

*Despiértese y diga – ¡Hoy voy a ser más feliz, saludable y sabio en mi diario vivir! ¡Soy el capitán de mi vida y voy a guiarla viviendo un estilo de vida 100% saludable! Hecho – Las personas felices se ven más jóvenes, son más saludables y viven más!* – Patricia Bragg, N.D., Ph.D.

**Unas pequeñas y pocas palabras de acción para decir diariamente:**
## ¡Para que llegue a suceder, lo debo hacer yo!

*Para una buena salud: Ejercítese, camine, respire profundamente, coma liviano, viva moderadamente, cultive la alegría, y mantenga un interés en la vida.* – William Louden

# Saque Tiempo Para 12 Cosas

1. Saque tiempo para **Trabajar** –
   es el precio del éxito.

2. Saque tiempo para **Pensar** –
   es la fuente del poder.

3. Saque tiempo para **Jugar** –
   es el secreto de la juventud.

4. Saque tiempo para **Leer** –
   es el fundamento del conocimiento.

5. Saque tiempo para **Adorar** –
   es la carretera de la reverencia y lava
   el polvo de tierra de nuestros ojos.

6. Saque tiempo para **Ayuday y Disfrutar a los Amigos** –
   es la fuente de la felicidad.

7. Saque tiempo para **Amar y Compartir** –
   es el sacramento de la vida.

8. Saque tiempo para **Soñar** –
   engancha el alma a las estrellas.

9. Saque tiempo para **Reír** –
   es el canto que ayuda con las cargas de la vida.

10. Saque tiempo para **la Belleza** –
    está por todo lado en la naturaleza.

11. Saque tiempo para **la Salud** –
    es la verdadera opulencia y tesoro de la vida.

12. Saque tiempo para **Planear** –
    es el secreto de poder tener tiempo
    para las primeras 11 cosas.

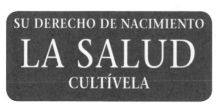

SU DERECHO DE NACIMIENTO

LA SALUD

CULTÍVELA

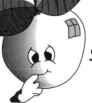

*¡Tenga*
*Una Vida*
*Saludable Con*
*Manzanas!*

*Indícame, Señor, tu camino y guíame*
*por un sendero llano.* – Salmos 27:11

## Mantenga Su Espina Dorsal Flexible y Joven

¡Empiece a trabajarse usted mismo! Una de las principales claves para verse 10 años más joven es mantener su espina dorsal activa, por lo que debe buscar la flexibilidad y elasticidad en cada parte de su cuerpo, ¡especialmente en su espina! Además, recuerde pararse, caminar y sentarse con la espalda bien recta pues toda persona que se ve joven tiene una buena postura.

La espina es un instrumento maravilloso así como el soporte central de todo el cuerpo. Está conformada de una columna flexible de huesos cuadrados que están unidos con unos amortiguadores hulosos llamados discos. Esta maravillosa pieza de equipo guarda su propia lubricación en pequeños sáculos en las articulaciones. ¡La espina está diseñada para la acción! Manténgala flexible y elástica, y todo su cuerpo se moverá con gracia, facilidad y juventud. Lea el libro Programa de Condición Física para la Espalda Bragg y busque los Ejercicios Simples de Espina Dorsal Bragg para ayudarle a mantener su espina y a usted flexibles y jóvenes.

## ¡La Línea de Su Cintura es su Línea de Vida, Línea de Fecha y Línea de Salud!

Consiga una cinta métrica y mídase la cintura. Anote la medida. Si conscientemente lleva a cabo ejercicios abdominales y posturales vigorosos combinados con la alimentación correcta y un ayuno semanal de 24 horas (y más adelante ayunos de 3 a 7 días), ¡en corto tiempo verá una cintura más delgada y joven! Una cintura delgada puede hacer ver a las personas años más jóvenes. Ahora, llevemos la suya hacia donde debiera estar, si es que ha llegado a ser demasiado grande y gruesa. ¡Se ocupa un caballo delgado y magro para la larga carrera de la vida! ¡Estoy segura que todos deseamos la longevidad! Los estudios muestran que *a una mayor cintura – menor esperanza de vida.* Vivir el Estilo de Vida Saludable Bragg es tan maravilloso. Su vida y cada día son un regalo precioso para disfrutar, atesorar y proteger.

¡Las personas abusan de sus abdómenes abominablemente! ¡No puede comer alimentos muertos, con calorías vacías y decirse que un tentempié diminuto aquí y allá no se notará! ¡Está completamente equivocado! Los alimentos muertos, desvitalizados crean venenos tóxicos dentro de su cuerpo y todo esto ayuda a agregar grasa flácida y poco saludable y pulgadas a su abdomen y cuerpo.

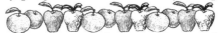

*Estudios recientes revelaron que la grasa almacenada en la "llanta de repuesto" del cuerpo alrededor de la cintura incrementa el riesgo de diabetes, enfermedad cardiaca y serios problemas de salud. Los estudios indican que a mayor cintura, ¡menor esperanza de vida!*

## Las Cinturas Grandes Llevan a Vidas Más Cortas

No coma demás aunque sean alimentos saludables, pues su cuerpo necesita sólo el suficiente alimento (combustible) para mantener la salud y la energía. Las personas ganan sobrepeso porque han llenado demasiado de combustible sus cuerpos. Recuerde los estudios muestran que las medidas voluminosas de cintura producen expectativas de vida menores. Sitio web: *www.obesity.org*.

Usted no podrá salirse con la suya con este tipo de trampas, ¡tan sólo está haciéndose trampa (dañándose) a usted mismo! Tenga siempre en mente que a medida que vivimos más, la estructura abdominal interna y los músculos estomacales se relajan más. Esto se llama estómago colgante o visceroptosis. Es una condición común entre la gente mayor que no ejercitan sus músculos de la cintura. Puede ser una causa contribuyente al estreñimiento, hígado perezoso y hasta hernias. (Haga diariamente Ejercicios de Postura de Bragg, página 104).

Cuando la pared abdominal se vuelve demasiado aperezada y el colgante está compuesto de capas flácidas de grasa, el problema se inicia entonces dentro del abdomen. Para el momento en que la mayor parte de las personas alcanza los 40, tienen un abdomen prolapsado. ¡Vuélvase observador de personas y notará que lo que digo es verdad! Algunos necesitan una cirugía de abdomen (para eliminar el exceso de grasa) para darles un estómago plano. Por lo tanto, ¡no deje que se caigan sus músculos abdominales! Haga todos los esfuerzos para recapturar la firmeza. Es asombroso lo rápido que los músculos responden a los ejercicios, sentadillas y buena postura.

103

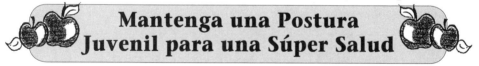
## Mantenga una Postura Juvenil para una Súper Salud

¡Hay una relación fundamental entre la buena postura y la juventud por un lado, y entre la postura encorvada y la edad del otro lado! Mantener la postura de la juventud en realidad significa mantener la juventud en sí, por la relación básica entre la espina dorsal saludable y normal, y el vigor corporal: la condición que tiene la juventud como significado, sin importar cuántos años ha vivido uno.

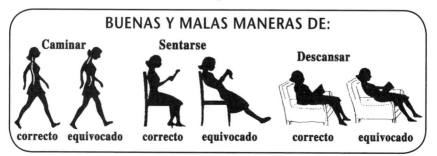

**BUENAS Y MALAS MANERAS DE:**

Caminar — correcto   equivocado

Sentarse — correcto   equivocado

Descansar — correcto   equivocado

La señal más fácilmente reconocida del envejecimiento prematuro es cuando la espina dorsal se encorva hacia adelante, combinada con los "hombros redondeados" que la acompañan. Las personas prematuramente viejas a menudo exhiben esta condición en grado extremo, casi doblándose en dos hacia adelante. ¡Inclusive algunos niños de escuela a veces presentan signos tempranos de envejecimiento prematuro . . . mala postura, encorvados hacia adelante, hombros redondeados, y pecho hendido! Por otro lado, las personas de edad avanzada, con sólo enderezar la espalda y caminar más erguidos parecen tener de 10 a 30 años menos que lo que tienen. Vea alrededor suyo – ¡empiece a notar las posturas de todas las edades y verá lo que quiero decir! Mi padre y yo disfrutamos de observar posturas.

La vida entera de uno debe ser una lucha constante para mantener la postura correcta, erecta, pues esto le da a su corazón y órganos internos campo para operar más eficientemente. Recuerde, la espina es la estructura fundamental del cuerpo. Junto con el cerebro, la espina dorsal constituye el centro del sistema nerevioso. Todas las otras partes del cuerpo son, por así decirlo, apéndices de la espina dorsal. ¡Mantenga esa columna derecha, manténgala flexible y joven! La buena salud y longevidad dependen de un cuerpo saludable y erguido. Nunca cruce sus piernas – siéntese con la espalda bien recta con ambos pies en el piso. Estire su espina hacia arriba al sentarse, pararse y caminar. Revise su cuerpo y postura (mejor en un traje de baño o desnudo) en un espejo de cuerpo entero. Vea dónde se encuentra usted en la tabla de posturas – ¿perfecto, medianamente adecuado o mal? ¡Empiece a mejorar desde hoy mismo!

## Los Ejercicios de Postura Bragg Dan Juventud Instantánea

Párese (los pies separados 8 pulgadas) ante un espejo y estire hacia arriba su espina dorsal. Tense los glúteos y meta hacia dentro los músculos del estómago, levante la caja torácica, saque el pecho, hombros hacia atrás y suba el mentón levemente. Asegúrese de alinear el cuerpo en forma recta (la nariz a plomo con el ombligo), deje caer las manos a los lados y balancee los brazos para normalizar su postura. ¡Haga este ejercicio de postura diariamente y sucederán cambios milagrosos! Usted está reentrenando y fortaleciendo sus músculos para pararse de forma recta para su salud y juventud. Recuerde que cuando usted se deja caer hacia adelante, también comprime su preciada maquinaria. ¡Este ejercicio de postura (hágalo 2-3 veces diarias) reentrenará su estructura para sentarse, pararse y caminar erguido para su salud, condición física y longevidad!

## ¿CÓMO SE PARA USTED?

# CUADRO DE POSTURAS

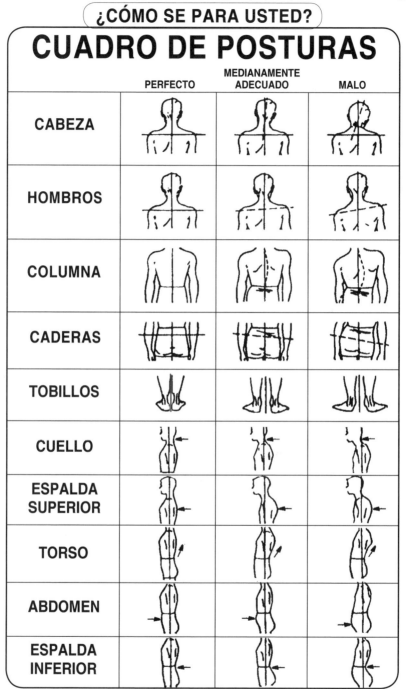

| | PERFECTO | MEDIANAMENTE ADECUADO | MALO |
|---|---|---|---|
| CABEZA | | | |
| HOMBROS | | | |
| COLUMNA | | | |
| CADERAS | | | |
| TOBILLOS | | | |
| CUELLO | | | |
| ESPALDA SUPERIOR | | | |
| TORSO | | | |
| ABDOMEN | | | |
| ESPALDA INFERIOR | | | |

105

*Su postura le lleva a través de la vida desde su cabeza a sus pies. ¡Este es su vehículo humano y usted es verdaderamente un milagro! Aprécielo, respételo y protéjalo siempre al vivir el Estilo de Vida Saludable Bragg.* – Patricia Bragg

*La buena postura ayuda a evitar los dolores de espalda y problemas relacionados.*

*Recuerde – ¡Su postura puede mejorar o empeorar su salud!*

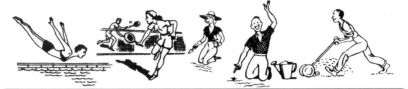

# El Estilo de Vida Saludable Bragg
## Para Toda Una Vida De Súper Salud

En un amplio sentido, el "Estilo de Vida Saludable Bragg para la Persona Total" es una combinación de componentes físicos, mentales, emocionales, sociales y espirituales. La habilidad del individuo de funcionar eficazmente en su ambiente depende de qué tan bien funcionen juntos estos componentes como un todo. De todas las cualidades que comprenden una personalidad integrada, un cuerpo totalmente saludable y en forma es una de las más deseables . . . ¡por lo tanto, empiece de una vez hoy a lograr sus metas de salud!

Una persona puede decirse que está totalmente en forma físicamente si funciona como una personalidad total con eficiencia y sin dolor ni molestias de ningún tipo. Esto es poseer un Cuerpo Sin Dolor, Sin Cansancio, Sin Edad, que posee la suficiente fuerza muscular y resistencia para mantener una postura saludable y llevar a cabo con éxito los deberes impuestos por la vida y el ambiente, para atender las emergencias satisfactoriamente y tener suficiente energía para la recreación y obligaciones sociales luego de que el "día laboral" haya terminado. Es cumplir con los requerimientos de su ambiente por medio de poseer la capacidad de recuperarse rápidamente de la fatiga, tensión, estrés y presión del vivir diario sin la ayuda de estimulantes, drogas o alcohol, y disfrutar de un sueño natural y reparador en la noche y despertarse en condición y alerta en la mañana para los retos de un nuevo y fresco día que viene.

Mantener el cuerpo totalmente saludable y en forma no es un trabajo para la persona desinformada o descuidada. ¡Requiere de un entendimiento del cuerpo y de un estilo de vida saludable y luego seguirlo para obtener una larga y feliz vida llena de salud! El "Estilo de Vida Saludable Bragg" trae como resultado despertar las posibilidades dentro suyo, rejuvenecer su cuerpo, mente y alma para una salud totalmente balanceada. Está dentro de su alcance, así pues, no lo deje para luego, ¡empiece hoy! ¡Enviamos nuestros corazones a tocar su corazón con amor sustentador y afectuoso para su total salud, felicidad y vida!

*Patricia Bragg* y *Paul C. Bragg*

*Amado, ruego que seas prospera en todo, así
como prospera tu alma, y que tengas buena salud. – 3 Juan 2*

106

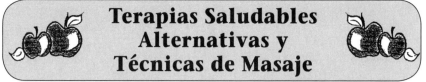

# Terapias Saludables Alternativas y Técnicas de Masaje

## Pruébelas – ¡Hacen Milagros!

Explore estos maravillosos métodos naturales de sanar su cuerpo. Al fin, más de 600 Escuelas Médicas en los EE.UU. están enseñando Terapias Alternativas Saludables. Por favor visite los sitios web. Ahora busque y escoja las mejores técnicas de sanación para usted:

**ACUPUNCTURA/ACUPRESION:** **La acupunctura** dirige y recanaliza la energía corporal insertando agujas del grosor de un cabello *(use sólo agujas desechables)* en puntos específicos del cuerpo. Es usada para el dolor, dolores de espalda, migrañas y disfunciones generales de salud y cuerpo. Usada en Asia por siglos, la acupunctura es segura, virtualmente indolora y no tiene efectos secundarios. **La Acupresión** es basada en los mismos principios y usa la presión de los dedos y masaje en vez de agujas. Los sitios web ofrecen más información, visítelos: *acupuncturetoday.com* o bien *acupressure.com*

**TRATAMIENTO QUIROPRÁCTICO:** fue fundado en Davenport, Iowa en 1885 por Daniel David Palmer. Ahora hay muchas escuelas en los EE.UU., y muchos graduados están uniéndose a los Profesionales de la Salud de todas las naciones para compartir las técnicas sanadoras. ¡El tratamiento quiropráctico es muy popular y es la profesión sanadora más grande en EE.UU. que beneficia literalmente a millones! El tratamiento involucra el tejido suave, espinal y ajuste de cuerpo para liberar al sistema nervioso de las interferencias con la función corporal normal. Su foco de atención es la integridad funcional del sistema musculoesquelético. Además de métodos manuales, los quiroprácticos usan modalidades de terapia física, ejercicios, guía de salud y nutrición. Sitio web: *www.chiroweb.com*

**TÉCNICA DE F. MATHIUS ALEXANDER:** Estas lecciones ayudan a dar fin al uso inadecuado del sistema neuromuscular y le devuelven la postura corporal. Elimina las interferencias sico-físicas, ayuda a liberar la tensión largamente acumulada, y ayuda a reestablecer el tono muscular. Sitio web: *alexandertechnique.com*

**MÉTODO FELDENKRAIS:** El Dr. Moshe Feldenkrais fundó esto a finales de la década de los 40 el siglo pasado. Este Método lleva a una postura mejorada y ayuda a crear la facilidad y mayor eficiencia del movimiento corporal. Este Método es un gran eliminador de estrés. Sitio Web: *www.feldenkrais.com*

---

*El tacto es una necesidad esencial, tan necesaria para el crecimiento como el alimento, ropa o techo. Miguel Ángel sabía esto cuando pintó a Dios extendiéndole una mano a Adán en el techo de la Capilla Sixtina; escogió el tacto para mostrar el regalo de la vida.* – George H. Colt

## Terapias Saludables Alternativas y Técnicas de Masaje

**HOMEOPATÍA:** En el siglo XIX, el Dr. Samuel Hahnemann desarrolló la homeopatía. Los pacientes eran tratados con "micro" dosis de remedios encontrados en la naturaleza para disparar las defensas del propio cuerpo. Este principio homeopático es un remedio seguro y no es tóxico, y es la terapia alternativa #1 en Europa y Gran Bretaña porque es barato, casi nunca tiene efectos secundarios, y usualmente trae resultados rápidos. Sitio Web: *www.homeopathic.org*

**NATUROPATÍA:** Traída a Norteamérica por el Dr. Benedict Lust, M.D., este tratamiento usa dieta, hierbas, homeopatía, ayunos, ejercicios, hidroterapia, manipulación y luz solar. (El Dr. Paul C. Bragg se graduó de la primera Escuela de Naturopatía en los EE.UU. del Dr. Lust. Ahora son 6 escuelas). Los profesionales de este método trabajan con su cuerpo para restaurar la salud naturalmente. Rechazan la cirugía y los medicamentos excepto como último recurso. Sitio web: *www.naturopathic.org*

**OSTEOPATÍA:** La primera Escuela de Osteopatía fue fundada en 1892 por el Dr. Andrew Taylor Still, M.D. Ahora hay 15 escuelas en EE.UU. El tratamiento involucra el tejido suave, espinal y ajuste de cuerpo para liberar al sistema nervioso de las interferencias que pueden causar enfermedades. La curación por ajuste también incluye la buena nutrición, terapias físicas, respiración adecuada y buena postura. La premisa del Dr. Still es: si la estructura del cuerpo es alterada o es anormal, la función corporal adecuada se altera y puede causar dolor y enfermedad. Sitio web: *www.osteopathic.org*

**108**

**REFLEXOLOGÍA O ZONATERAPIA:** Fundada por Eunice Ingham, autor de *Stories The Feet Can Tell*, inspirada por una Cruzada de Salud Bragg cuando tenía 17. La reflexología ayuda al cuerpo y órganos al eliminar los depósitos cristalinos de áreas de reflejo (terminaciones nerviosas) de los pies y manos a través de masaje de presión profunda. La reflexología primitiva se originó en China y Egipto, y los indios nativos americanos y los kenianos la autopracticaban por siglos. La reflexología activa el flujo de la sanación y la energía del cuerpo, desalojando depósitos. Visite el sitio web de Eunice Ingham y su sobrino Dwight Byer: *www.reflexology-usa.net*

**CEPILLADO DE PIEL:** diariamente, es maravilloso para la circulación, tonificación, limpieza y sanación. Use un cepillo seco para verduras (nunca de nylon) y cepille suavemente. Ayuda a purificar la linfa para que pueda desintoxicar su sangre y tejidos. Elimina las viejas células de la piel, cristales de ácido úrico y desechos tóxicos que surgen por los poros de la piel. Use una esponja luffa para tener variedad en la ducha o tina.

*"La **homeopatía** cura un gran porcentaje de casos más que muchos de los otros métodos de tratamiento y es sin lugar a dudas más seguro, y ha probado ser la ciencia médica más completa."* – Mahatma Gandhi

**REIKI:** Una forma japonesa de masaje que significa "Energía Universal de Vida". El masaje Reiki ayuda al cuerpo a desintoxicarse, luego rebalancearse y sanarse. Descubierto en antiguos manuscritos Sutra por el Dr. Mikao Usui en 1822. Sitio web: *www.reiki.org*

**ROLFING:** Desarollado por Ida Rolf en los 1930 en los EE.UU. El Rolfing también recibe el nombre de procesamiento estructural y liberación postural, o dinámica estructural. Está basado en el concepto de que las distorsiones (accidentes, lesiones, caídas, etc.) y los efectos de la gravedad en el cuerpo ocasionan molestias y estrés a largo plazo en el cuerpo. El Rolfing ayuda a lograr el balance y una postura corporal mejorada. Los métodos involucran el uso de estiramiento, masaje suave de tejidos profundos y técnicas de relajación para aflojar viejas lesiones, y romper patrones malos de movimiento y postura. Sitio web: *www.rolf.org*

**TRAGERING:** fundado por el Dr. Milton Trager M.D., quien se inspiró a los 18 años por Paul C. Bragg para convertirse en médico. Es un método de aprendizaje mente-cuerpo que involucra un suave mecerse y sacudirse, permitiéndole al cuerpo dejarse ir, liberando tensiones y alargando los músculos para más paz y salud corporal. El Tragering puede hacer milagros de sanación donde se necesiten en el marco del cuerpo humano, músculos y la totalidad del cuerpo. Sitio web: *trager.com*

**TERAPIA DE AGUA:** Ducha desintoxicante calmante: aplique Aceite de Oliva Bragg a la piel, alterne agua fría y caliente, cada 2-3 minutos. Dele masaje a su cuerpo bajo un rociado caliente y filtrado. El masaje de manguera de jardín es grandioso en el verano o cuando sea. Un baño caliente de inmersión desintoxicante de jabón (diabéticos, usen agua tibia) por 20 minutos con una taza de sales Epsom o vinagre de sidra de manzana. Esta inmersión ayuda a sacar las toxinas creando una limpieza de fiebre artificial. Sitio web: *holisticonline.com/hydrotherapy.htm*

**MASAJE Y AROMATERAPIA:** funcionan de dos maneras: la esencia (aroma) relaja, así como los masajes sanadores. Los aceites esenciales son extraídos de flores, hojas, raíces, semillas y cortezas. Usualmente son aplicados mediante masaje en la piel, inhalados o usados en un baño por su habilidad de relajar, aliviar y sanar. Los aceites, usados por siglos para tratar numerosos padecimientos, son revitalizantes y energizantes para el cuerpo y la mente. Ejemplo: el Bálsamo de Tigre, MSM, echinacea y árnica ayudan a aliviar los dolores musculares. (Evite las cremas y lociones para la piel con aceite mineral – obstruye los poros de la piel.) Use estos aceites naturales para la piel: almendra, coquito de albaricoque, aguacate, y yo uso Aceite de Oliva Orgánico Bragg; mézclelo con aceites aromáticos esenciales: romero, lavanda, rosa, jazmín, sándalo o toronjil, etc. – 6 onzas de aceite y 4 gotas de un aceite esencial. Sitio web: *naha.org*

# Terapias Saludables Alternativas y Técnicas de Masaje

**AUTOMASAJE:** Paul C. Bragg decía a menudo, "Usted puede ser su propio mejor terapista de masaje, inclusive si sólo tiene una mano que funcione." Se han logrado mejorías en salud casi milagrosas por víctimas de accidentes o accidentes vasculares cerebrales al resucitar partes afligidas de sus cuerpos por automasaje y hasta vibradores. Los tratamientos pueden ser noche y día, casi continuos. El automasaje puede ayudar a lograr la relajación al final del día. Las familias y amigos pueden aprender e intercambiar mensajes; es una experiencia grandiosa para compartir. Recuerde, los bebés aman y prosperan con sus masajes diarios; empiece desde que nacen. Las mascotas de la familia también aman el toque sanador y calmante de los masajes. Sitio web: *rd.com/health/learn-the-art-of-self-massage.*

**MASAJE – SHIATSU:** forma japonesa de masaje para la salud que aplica la presión de los dedos, manos, codos y hasta rodillas a lo largo de los mismos puntos que la acupunctura. El Shiatsu ha sido usado en Asia por siglos para aliviar el dolor, enfermedades comunes, estrés muscular, y ayudar a la circulación linfática. Sitio web: *shiatsu.org*

**MASAJE – DEPORTES:** un sistema importante de soporte de salud para atletas profesionales y novatos. El masaje para deportes mejora la circulación y la mobilidad de los tejidos lesionados, permitiéndole a los atletas recuperarse más rápido de lesiones miofaciales, reduce los dolores musculares y los patrones de tensión crónica. Los tejidos blandos son liberados de los puntos de disparo y adhesiones, contribuyendo así al mejoramiento de la función neuromuscular y desempeño atlético máximos.

**MASAJE – SUECO:** Una de las técnicas de masaje más viejas, populares y ampliamente usadas. Este masaje profundo de cuerpo alivia y promueve la circulación saludable y es un gran modo de relajar y aflojar músculos tensos antes y después del ejercicio. Visite el sitio web: *www.massageden.com/swedish-massage.shtml*

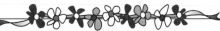

**Comentario de la Autora:** *Hemos probado personalmente muchas de estas Terapias Alternativas. Se estima que pronto los costos para los cuidados de salud de Norteamérica se dispararán a más de $2.3 trillones de dólares. ¡Es ahora más importante que nunca ser responsables de nuestra propia salud! ¡Esto incluye buscar profesionales de la salud holísticos dedicados a mantenernos bien e inspirándonos a practicar la prevención! Estas otras Terapias Sanadoras Alternativas son también populares y están dando resultados: aroma, ayurvédica, biorretroalimentación, color, imaginativa guiada, hierbas, música, meditación, imanes, saunas, tai chi, chi gong, Pilates, Rebounder, yoga, etc. Explórelas y esté abierto a mejorar su templo terrenal para una vida más saludable, feliz y larga.*

***Busque y encuentre lo mejor para su cuerpo, mente y alma.*** **– Patricia Bragg**

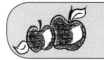 # Limpieza del Hogar con Vinagre Blanco

¡Nosotros no apoyamos el uso del vinagre blanco o de vinagres muertos para humanos, ni interna ni externamente! Pero son maravillosos para una variedad de tareas del hogar, taller y relativas a mascotas. **El vinagre blanco es un limpiador, desodorizante y desinfectante seguro, efectivo y barato para el hogar;** reemplaza los limpiadores comerciales para el hogar que están llenos de químicos y aditivos dañinos para la Madre Naturaleza y usted. Pero por favor recuerde: use sólo el más saludable – el Vinagre De Sidra De Manzana Orgánico Y Crudo Bragg *(con la "enzima madre")* para todo consumo humano y para la piel, cabello y para sus mascotas.

## USOS DEL VINAGRE PARA LIMPIAR LA COCINA Y ALIMENTOS*

• **Electrodomésticos y Superficies de Cocina:** limpie y desinfecte con una esponja o pañito humedecido en vinagre blanco.

• **Áreas con Grasa:** mezcle ¼ de taza de vinagre blanco con 2 tazas de agua caliente y agregue 1 a 2 chorritos de jabón biodegradable líquido (mantenga a mano la mezcla en una botella rociadora marcada).

• **Esponjas y Trapos para Platos:** desinfecte y desodorice dejando reposar durante la noche en 1 cuarto de galón de agua caliente con ¼ taza vinagre.

• **Tablas de Picar y del Pan:** pase un trapo con vinagre sin diluir para desinfectar – deje así toda la noche; o rocíe con bicarbonato de soda antes de rociar el vinagre, espere una hora antes de quitarlo con un trapo, y luego enjuague con agua.

• **Ollas, Sartenes, Tazas:** limpie y pula con una pasta hecha de bicarbonato de soda y vinagre blanco. Elimine la comida pegada y manchas con una mezcla para remojo de 50/50 vinagre-agua.

• **Cristalería y Porcelana:** prevenga las manchas mezclando ½ taza de vinagre blanco en el agua para los platos o poniendo 1 taza de vinagre en la rejilla de abajo del lavaplatos automático antes de iniciar el ciclo de lavado.

• **Drenajes y Tuberías:** manténgalas oliendo frescas y con flujo libre con ⅓ de taza de bicarbonato de soda seguida de una taza de vinagre blanco. Cubra la entrada al drenaje con un plato por una hora o más antes de lavar dejando pasar agua fría.

• **Triturador de Basura:** mantenga limpio moliendo cubos de vinagre blanco congelado una vez al mes (solución 80/20 de vinagre-agua para hacer los cubos congelados limpiadores).

*Lave los vegetales, verduras y frutas en un enjuague de vinagre (1/3 de taza vinagre blanco a 2 – 3 de tazas agua) para ayudar a eliminar cualquier sustancia rociada, etc. – Patricia Bragg*

***Anime un poco los vegetales marchitos sumergiéndolos en agua fría y vinagre.*

## USOS DEL VINAGRE BLANCO EN EL BAÑO

• **Cromo y Acero Inoxidable:** el vinagre blanco puro desinfectará y pulirá los accesorios y grifería; aplique con esponja y luego pula con una tela suave. Remoje las cabezas de ducha sucias.

• **Botes de basura:** desinfecte con una solución de agua tibia y vinagre blanco. Deje reposar una hora o toda la noche.

• **Cortinas de Baño:** métalas al ciclo de lavado de la lavadora con 1 a 2 tazas de vinagre blanco. Rocíe ocasionalmente con una solución 50/50 de vinagre-agua, ayuda a evitar el moho.

• **Lavatorio, Bañera y Ducha:** rocíe con una mezcla de 80/20 vinagre-agua, deje 10 minutos, luego frote y enjuague.

• **Taza del Inodoro:** use ½ taza de vinagre puro blanco, deje reposar una hora o toda la noche y descargue el inodoro. Para manchas muy persistentes, aplique limpiador biodegradable luego del vinagre; luego de dos horas cepille y descargue el inodoro. Si la mancha persiste, use cloro (⅓ de taza) toda la noche.

## USOS DEL VINAGRE BLANCO EN LA LAVANDERÍA

• **Recipiente Interno y Mangueras de Lavadora:** elimine las acumulaciones de jabón dejando la máquina correr un ciclo entero con una pinta de vinagre blanco.

• **Ropa Nueva, Ropa de Cama Nueva, etc.:** para eliminar los químicos de manufactura y los olores a nuevo, agregue 1 a 2 tazas de vinagre blanco al primer lavado antes de usar. (Nunca use jabones perfumados tóxicos.)

• **Olores a Sudor (ropa, medias, etc.) y Ropa Manchada:** remoje toda la noche en ¼ taza de vinagre y suficiente agua para cubrir o remojar en la lavadora o recipiente, luego lave en la mañana.

• **Ropa al Final del Ciclo de Enjuague:** para ayudar a eliminar la estática y pelusa agregue ⅓ de taza de vinagre blanco. Yo lo uso en el lavado también.

• **Para Suavizar y Desinfectar Telas, Ropa, Pañales, etc.:** agregue ¼ de taza de vinagre blanco a la mayoría de las cargas de lavado (no use nunca suavizantes de tela tóxicos – irritan la piel).

• **Manchas de Fruta y Pasto:** unte con vinagre puro blanco, mejor antes de las 24 horas posteriores a hacerse la mancha, para poder eliminar en forma segura la mayoría de las manchas.

• **Olores Fuertes o Almizclados:** para eliminar los olores y refrescar la ropa limpia de algodón, rocíe con vinagre blanco y planche.

• **Placa de la Plancha de Vapor:** para eliminar los depósitos de minerales, llene el reservorio de la plancha con vinagre blanco puro y permita que salga el vapor sobre un trapo; luego llene con agua clara y vuelque al revés y deje que salga el agua. Elimina las manchas de minerales.

• **Tela Quemada:** frote suavemente con vinagre blanco, luego limpie con una tela blanca, limpia.

## USOS DEL VINAGRE PARA PISOS, PAREDES Y MUEBLES

- **Pisos:** pase un trapeador esponja con 1 taza de vinagre blanco en un balde de agua tibia. Además, elimina el residuo dejado por limpiadores tóxicos.

- **Juntas de Enlosados:** empape con vinagre, pula con un cepillo de dientes viejo.

- **Alfombras:** las manchas leves son extraídas usando una mezcla de 2 cucharadas de sal y ½ taza de vinagre blanco; frote la pasta en la alfombra y deje secar antes de recoger con la aspiradora.

- **Muebles:** elimine la apaciencia turbia y avive frotando con una mezcla de 1 cucharada de vinagre en un cuarto de galón de agua tibia, luego pula con una tela suave. Elimine los círculos blancos y rayones de las mesas de madera usando una mezcla de 50/50 vinagre y aceite de oliva o bien sólo aceite de oliva. ¡Funciona!

- **Superficies de Vinil:** limpie frotando con 2 cucharadas de jabón líquido y ½ taza de vinagre blanco, luego enjuague con agua y seque.

- **Juguetes:** limpie y desinfecte con una ligera rociada de vinagre (50/50 vinagre-agua) y cepille o frote para limpiar.

- **Ambientador:** enmascare los olores de la cocina hirviendo una olla de agua con ½ taza de vinagre blanco.

- **Ventanas** (también puertas de ducha): rocíe una mezcla de 50/50 vinagre-agua, luego limpie con una escobilla de goma. (Grandioso para anteojos.)

## USOS DEL VINAGRE BLANCO EN EL EXTERIOR

- **Hormigas:** rocíe partes iguales de vinagre y agua en las áreas donde empiecen las invasiones de hormigas y las áreas circundantes. (El polvo de chile con sal también funciona.) El vinagre funciona como un pesticida no tóxico.

- **Automóvil y Ventanas del Automóvil:** manténgalas libres de escarcha cubriendo con una solución de 50/50 vinagre blanco y agua. Además, disuelva viejas calcomanías y goma de mascar con vinagre blanco puro.

- **Brochas de Pintura:** para suavizar, remoje en vinagre blanco hirviendo. ¡Un recipiente con vinagre ayuda a absorber el olor de pintura nueva y vapores tóxicos!

- **Flores Recién Cortadas:** para preservar agregue 2 cucharaditas de vinagre a un cuarto de galón de agua tibia en un florero. Corte los extremos y renueve el agua cada 3 días.

- **Pasto y Mala Hierba no Deseados:** use vinagre puro encima.

---

*No existe tal cosa como demasiados amigos, ¡como tampoco existe demasiada felicidad!* – Jean de La Bruyere

## USOS NO-TÓXICOS DEL VINAGRE BLANCO EN EL HOGAR

• **Deshacer Hielo en la Entrada Del Garaje:** una solución de caliza dolomita y vinagre blanco es menos dañina a las carreteras y el medio ambiente que la sal y no daña los vehículos.

• **Combustible de Linterna:** para hacer que las mantillas de linterna de propano duren más, remójelas por varias horas en vinagre blanco y deje secar antes de usar. Brillarán más intensamente.

• **Corte el Herrumbre:** para liberar del herrumbre a un tornillo herrumbrado o corroído, remoje en vinagre blanco. Algunos los remojan en Coca Cola. *¡Jamás tome Coca Colas!*

• **Pegatinas de Parachoques y Etiquetas:** pase una esponja con vinagre blanco repetidamente hasta que esté húmeda. En unos cuantos momentos deberá poderse arrancar fácilmente. Pruebe en un área pequeña para asegurarse de que no se vaya a dañar el área, pintura, el libro, etc.

• **Chimeneas:** lave con 50/50 agua y vinagre para eliminar el hollín ennegrecido en las paredes y puertas frontales de vidrio.

• **Limpiador de Joyería de Oro:** use ½ taza de vinagre blanco. Pruebe con anillos de oro, etc., remoje en vinagre por 15 minutos. Elimine y seque con una tela suave.

• **DVDs Gastados:** aplique vinagre blanco a una tela suave y limpie los DVDs gastados. Asegúrese de que está totalmente seco antes de meterlo en la unidad para reproducir. Nota: esto sólo funciona en DVDs que están rayados o sucios por el uso normal.

## TIPS DE BELLEZA MISCELÁNEOS CON VSM ORGÁNICO

• **Cabello Grueso y Brillante:** Agregue 2 cucharadas de Vinagre de Sidra de Manzana Bragg a 2 tazas de agua tibia. Use como enjuague final.

• **Brillo Sonrosado:** Aplique Vinagre de Sidra de Manzana directamente a la cara. La piel tendrá un brillo juvenil y se sentirá suave y radiante.

• **Pies Suaves:** Llene el recipiente con agua tibia y ½ taza de VSM. Remoje los pies 10 minutos o más. Los pies se volverán más suaves.

• **Manos Lisas:** Unte Vinagre de Sidra de Manzana en las manos y brazos, ayuda a aclarar las manchas de edad y la piel se sentirá más suave.

• **Dentaduras:** Los dentistas recomiendan quitarse las dentaduras durante la noche para permitirle a la boca descansar. Remoje las dentaduras durante la noche con vinagre blanco y en la mañana cepille cualquier sarro que tengan con el cepillo de dientes. Es natural y no es tóxico, y menos costoso que la solución limpiadora de dentaduras, a menudo tóxica.

*Deje brillar intensa y felizmente su luz interior.* – Beatrex Quntanna

*La felicidad es un arcoiris en su corazón – ¡una verdadera bengala de la salud!*
– Patricia Bragg, N.D., Ph.D., Campeóna de la Salud y Educadora de Estilo de Vida

## USOS DEL VINAGRE PARA MASCOTAS

• **Buena Salud de las Mascotas:** Agregue 1 cucharadita de Vinagre de Sidra de Manzana Orgánico Bragg al recipiente de agua de su mascota. Esto es alimento para el pelaje de su mascota y para limpiar el cuerpo interno de toxinas. La acidez natural del VSM ayuda a regular la digestión, y la pectina ayuda a mantener a los intestinos saludables.

• **Adelgazante Para Gatos y Perros:** Por favor ayude a mantener a sus mascotas saludables agregando 1 cucharadita de Vinagre de Sidra de Manzana Bragg a su agua potable dos veces al día para ayudar a disolver la grasa. El VSM es un gran modo de mantener a las mascotas en forma y delgadas gradualmente y de manera segura. En pos de la salud, *también pongo a ayunar a mis mascotas.–PB*

• **Estímulo al Sistema Inmunológico:** Agregue 1 cucharadita de Vinagre de Sidra de Manzana Orgánico Bragg al recipiente de agua de su mascota. La investigación nos muestra que las vitaminas saludables en este remedio natural ayudan a deshacer el daño causado por la luz del sol y los contaminantes. Ayuda a combatir el cáncer, la enfermedad cardiaca, y ayuda a frenar el proceso de envejecimiento.

• **Hora del Baño:** luego de aplicarle champú a su perro o gato, agregue 2 cucharadas de VSM a un pichel de agua de enjuague tibia, déjela caer sobre su mascota y vea cómo salen los residuos de jabón y pulgas muertas.

• **Combata Pulgas, Garrapatas y Ácaros:** ¡Los collares para pulgas y los aerosoles son tóxicos! En vez de ellos, use el vinagre. Deje caer 1 cucharadita de VSM Bragg en el recipiente de agua; unte en la piel y en las orejas si tiene ácaros.

• **Detenga la Comezón y Pruritos de las Mascotas:** en las áreas de la cara y cuello, partes traseras, rocíe o unte VSM dos veces al día.

• **Cajas Sanitarias:** atomice el fondo de la cajita de desechos con vinagre blanco para limpiar y desodorizar. Deje remojar la caja si hay acumulación de orina, luego enjuague. Al rociar las áreas de marcado de territorio, limpie, y luego unte vinagre blanco para desalentar el comportamiento.

• **Olor a Zorrillo o Mofeta:** rocíe o unte vinagre blanco en el área, observe cómo desaparecen los olores, ¡y es libre de químicos!

• **Limpie la Pecera:** Mezcle vinagre blanco con agua a medida que limpia la pecera. Enjuague bien, repita si es necesario. Disfrutará de un tanque de vidrio claro y limpio y peces más saludables.

---

**El VSM de Bragg ayuda a mantener a los animales saludables.** *PRE-MEZCLE: 1 taza de VSM con 3 tazas agua purificada. Una vez al día en el alimento o agua: para animales pequeños, agregue 1 cucharadita de la mezcla de VSM; para animales grandes agregue 2 a 3 cucharaditas. O administre oralmente con gotero, perilla de succión, o botella de presión. Para aliviar la comezón o prurito, aplique tópicamente. Agregue al baño o agua de enjuague para mantener la piel saludable y repeler las pulgas. (Hemos tenido testimonios de elogio en varias revistas de caballos y perros.)*

# Gánese su Derecho a Ser Bragg

## ¡Viva el Estilo de Vida Saludable Bragg Para Obtener Salud Física, Mental, Emocional y Espiritual Suprema!

Con su nueva conciencia, entendimiento y compromiso sincero de cómo vivir el Estilo de Vida Saludable Bragg – ¡usted puede ahora vivir una vida más saludable, larga, hasta 120 años! *(Gén. 6:3)*

¡Dios lo bendiga a usted y su familia y que le dé la fuerza, valor y paciencia para ganar su batalla y pueda volver a entrar al Jardín del Edén de la Salud mientras usted esté todavía viviendo aquí en la Tierra y con más años para disfrutarlo todo!

**Con Bendiciones de Salud, Paz, Alegría y Amor,**

*Paul* y *Patricia*

116

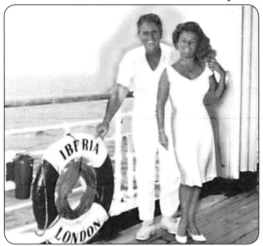

*Los Campeones de la Salud Paul C. Bragg y su hija Patricia viajaron por el mundo diseminando la salud, inspirando a millones a renovar y revitalizar su salud.*
*- 3 Juan 2*
*- Génesis 6:3*

*Los libros Bragg son escritos para inspirar y guiarlo a usted hacia la salud, condición física y longevidad. Recuerde, el libro que usted no lea, no le ayudará. Por favor, ¡lea de nuevo los Libros Bragg y viva el Estilo de Vida Saludable Bragg para disfrutar una vida saludable y plena!*

---

*Nunca sospeché que iba a tener que aprender cómo vivir – que había rutinas específicas y modos de ver el mundo que debía dominar antes de que pudiera despertar a una vida simple, saludable, feliz y sin complicaciones.*
– Dan Millman, Autor de *The Way of the Peaceful Warrior* • www.danmillman.com
*Un admirador y seguidor de Bragg desde sus días de entrenamiento de la Universidad Stanford.*

---

*Un libro realmente bueno me enseña más que tan sólo leerlo, debo dejarlo pronto y empezar a vivir su sabiduría. Lo que inicio leyendo, ¡debo terminarlo actuando!* – Henry David Thoreau

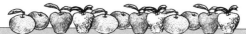

# Alabanzas para el Vinagre de Sidra de Manzana y el Estilo de Vida Saludable Bragg

Estaba teniendo de 15 a 20 sofocos o fogajes por día y probé casi todo, incluyendo la homeopatía y la acupunctura sin resultados. Hace una semana, un amigo me contó sobre el Vinagre de Sidra de Manzana Bragg para las molestias de la menopausia y lo probé inmediatamente, ¡y qué regalo del cielo fue eso! Luego de unos días de tomar de 3 a 4 bebidas de vinagre al día del vinagre de sidra de manzana, ¡todos mis sofocos se fueron! ¡Esto es demasiado bueno para ser verdad! – Maria Rodriguez, Capitola, CA

Habiendo dejado la terapia de reemplazo hormonal recientemente, los sofocos han sido un verdadero problema. Alguien escribió en Querida Abby recientemente preguntando por una cura para los sofocos que habían visto en la columna. La fórmula era 2 cucharaditas de miel, 2 cucharaditas de vinagre de sidra de manzana en 8 onzas de agua 3 veces al día (algunos necesitan 2 cucharadas de VSM). Sonaba demasiado fácil, pero en no más de 3 días, los sofocos se habían reducido considerablemente. Ahora puedo dormir en las noches. ¡He compartido esto con muchas amigas y han tenido los mismos asombrosos resultados! Gracias, ha sido de verdad un milagro. ¡Gracias! – Jan Moore

¡He estado usando el VSM de Bragg por 5 años y amo los efectos que tiene en mi piel! También me ha ayudado a aclarar el acné y problemas de  grasa excesiva. Ahora, uso el VSM en mi Práctica de Salud Holística donde aconsejo a clientes privados para lograr un estilo de vida más saludable a través de mejorías en sus dietas. ¡El VSM es algo que les incluyo gratis con mi programa porque creo en él tan completamente! – Nancy Caballero, NY

Soy un gran seguidor de Paul Bragg y uso diariamente los Aminos Líquidos de Bragg en mi comida. Inclusive lo llevo conmigo cuando viajo a los seminarios, ¡no estaría sin él! ¡El mundo y yo hemos sido bendecidos con las enseñanzas de salud de Bragg!
– Anthony "Tony" Robbins, *www.anthony robbins.com*

¡Nada más quiero decir qué maravilloso es su vinagre de sidra de manzana y lo que ha hecho para mí y mi familia! La primera vez que lo usé mi hijo era alérgico a los piquetes de mosquito. ¡Le dí una compresa empapada con su vinagre de sidra de manzana y funcionó! Nuestra familia entera trata los piquetes con él ahora. Siempre que nuestros chicos se resfrían o sufren de sinusitis, incluimos esto en nuestra dieta y he notado una diferencia. ¡Gracias, Bragg, por sus productos de salud de alta calidad! – Laura Bunderson, Iowa

Sus productos son grandiosos. He estado usando el Vinagre de Sidra de Manzana Bragg y los Aminos Líquidos por años. ¡Nunca más consideraré usar salsa de soya! Yo uso Bragg's en mi cocina todo el tiempo. Gracias por sus grandiosos productos de salud. Sigan con las Cruzadas de Salud.
– Glenda Berkley, Brockton, MA

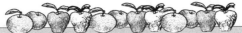

# Alabanzas para el Vinagre de Sidra de Manzana y el Estilo de Vida Saludable Bragg

El dolor en mi rodilla derecha era insoportable. Compré el Libro del Vinagre Bragg. Tomé 2 cucharaditas de VSM en 6 onzas de agua tomada una hora antes de las comidas. No me tomó ni un mes aliviar completamente la rodilla de todo dolor. Les he pasado el santo a todos mis amigos. – C. Evelyn Sutcliffe, CA

Gracias, Patricia por nuestro primer encuentro en Londres en 1968. Usted me dio su Libro del Ayuno, y me puso a ejercitarme, caminar vigorosamente y comer mejor. Usted fue un envío de Dios. – Reverendo Billy Graham

Yo compré y leí el libro electrónico Milagro del Ayuno (planeo leerlo muchas más veces). Me siento bendecido de haber encontrado su sitio web, libros electrónicos y Estilo de Vida Saludable Bragg. Muchísimas gracias. – Rick Cratty, Plymoth, MA

La salud Rock & Roll es mejor que la riqueza Rock & Roll. Gracias a Bragg, ¡el camino ya no es aburrido! Le agradecemos a Bragg por el camino sin tropiezos y el éxito en nuestro reciente y exitoso tour relámpago de 20 ciudades de Inglaterra. – David Polemeni, Boy's Town Band, Fort Lee, NJ

Yo amo el Aderezo de Ensalada Natural de Bragg de Jengibre y Ajonjolí que compré aquí en Louisiana. ¡Es tan delicioso! ¡Ahora he disfrutado todos sus productos de salud! Yo recuperé mi salud comiendo comidas orgánicas y vegetales y tomando suplementos naturales. Estoy comiendo alimentos de la manera que Dios los creó y mi cuerpo está prosperando. Gracias por sus aderezos para ensalada deliciosos y saludables. – Candace Hawthorne, Metairie, LA

¡Nuestras vidas se han transformado completamente por causa de Bragg! Nuestra familia se está sintiendo tan saludable y bien, que debemos contarles. – Gene y Joan Zollner, Padres de 11, Bellingham, WA

Fui diagnosticado con diabetes y tenía altos niveles de azúcar. En sólo 6 meses, ¡estaba libre de insulina! Yo estoy más saludable ahora que lo que he estado en los últimos 15 años. Mi esposa, tres hijos pequeños y yo ahora somos todos vegetarianos saludables y viviendo el Estilo de Vida Saludable Bragg. ¡Los resultados han sido asombrosos! Todos le agradecemos! – Dennis Urbans, Australia

Mis padres de 91 y 86 están manteniéndose jóvenes y disfrutando las bebidas Bragg de VSM, ¡ayuda con tantas cosas! ¡Aprecio sus enseñanzas más de lo que ustedes puedan saber!!! – Barbara Magiley, San Antonio, TX

Amo sus Aminos Líquidos Bragg. Mi madre los usa en sus recetas. – Mary Pierce, Antigua Ganadora Campeona Francesa de Tennis Abierto

# Alabanzas para el Vinagre de Sidra de Manzana y el Estilo de Vida Saludable Bragg

En el pasado nuestra familia ha tenido problemas crónicos. Dentro del último año y medio Dios nos ha mostrado Su Voluntad para sanar y salud divina. Nuestro viaje ha incluido una dieta saludable, algún ayuno y un completo cambio en el estilo de vida. ¡Probamos el VSM y quiero que sepan que es uno de los cambios más valiosos que hemos incluido en nuestro estilo de vida! ¡Es asombroso! ¡No puedo expresar lo bien que nos sentimos! Estoy tan agradecida por cada cosa buena que Dios nos ha puesto en frente – este viaje, y todo resultado milagroso, y el VSM es parte de ello. Gracias por compartir esta riqueza de salud en los Libros Bragg. ¡Dios los Bendiga! – Rhonda Jackson, Blair, OK

En mi juventud, (trabajando con asbestos tóxico) inhalé fibras de asbestos, las cuales los médicos me dijeron que no hay manera de limpiar y que no hay cura. No me estaba sintiendo bien y mi pecho me dolía. Un amigo mío me introdujo al Cóctel de Vinagre de Sidra de Manzana Orgánico Bragg. Lo tomo 3 veces al día y lo uso sobre mis ensaladas y vegetales. ¡Ahora me siento muy saludable y fuerte! Qué bendición. Les agradezco por tan maravilloso producto y su libro de vinagre sobre todas las formas de usar el vinagre de sidra de manzana. Continuaré siguiendo sus enseñanzas. Gracias. – Al Escalera, Santa Barbara, CA

119

Yo leí su libro sobre Vinagre de Sidra de Manzana Orgánico y ahora lo tomo diariamente. Luego de pasarle el libro a mi mamá, ¡ella lo empezó a usar y el dolor de su hombro que había estado despertándola por años desapareció! Ambas les agradecemos. – Catherine Cox, Toronto, Canada

Luego de usar su mezcla de Vinagre de Sidra de Manzana y Miel por dos semanas junto con ideas de salud expresadas en su Libro de Sidra de Manzana, he notado una mejoría impresionante en mis articulaciones. ¡Es casi increíble lo rápido que esto ha ayudado! Gracias. – Tyrone Robinson, St. Louis, MO

Recientemente tuve una intoxicación alimentaria y estaba constantemente vomitando y con diarrea por días. Probé todo lo que pude encontrar sin receta médica. Nada funcionó. Luego un miembro de la familia me recomendó el Vinagre de Sidra de Manzana. ¡Qué milagro! Pude sentir instantáneamente cómo trabajaba. ¡Soy un cliente de por vida! Gracias. – Crystal Escamilla, Las Cruces, NM

Recientemente leí el libro Bragg Sistema de Salud Milagroso del Vinagre de Sidra de Manzana. ¡Soy una creyente! Estaré buscando el resto de sus libros. Es el libro más edificante, honesto, fácil de leer e informativo de todos sobre salud, nutrición, y una mente positiva, gracias. – Robyn Scollo, NY

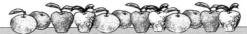

# Alabanzas para el Vinagre de Sidra de Manzana y el Estilo de Vida Saludable Bragg

Hace varios años, un Asistente de Médico me dijo que un buen modo de evitar los virus era tomar una cucharada de Vinagre de Sidra de Manzana Orgánico Crudo diario, mezclado en el agua. Afirmaba que un virus no podía sobrevivir un ambiente ácido. Empecé a usar ese método de prevención y no puedo ni recordar la última vez que tuve un resfrío o virus. ¡Gracias por un producto tan útil para la salud! – Mike Freeman, Ekalaka, MT

Acabo de probar su Vinagre de Sidra de Manzana. Es el MEJOR que he probado. Recientemente fui a un médico nuevo, de Medicina Interna y Alternativa. Usar sus productos ha hecho cantar mis papilas gustativas. ¡Gracias por ayudarme a encontrar un nuevo yo, saludable, feliz y energético! Espero con emoción poder disfrutar más de sus productos saludables. – Jane Prestup, East Brunswick, NJ

Su libro de VSM me salvó de sacarme la vesícula biliar. ¡Han sido 3-4 años desde que inicié su bebida de Vinagre de Sidra de Manzana y funcionó junto con unas oraciones sanadoras en la iglesia! Estoy convencida y pienso que todas las Tiendas de Salud y de Libros deberán vender su libro. Estoy muy agradecida de que los haya escrito. Dios los Bendiga. – Carmen Puro, Traverse City, MI

120

Yo era diabético y mi azúcar sanguíneo había estado fuera de control por aproximadamente un año, rutinariamente llegando a 300+. Estaba desesperado y leí sobre su Vinagre De Sidra De Manzana. Lo probé y lo he estado usando dos veces al día por un mes – una vez en la mañana y una vez en la noche – un traguito de él en un vaso de agua fría filtrada, sin miel (¿se mezclaría eso siquiera en el agua fría?) pero este es el punto – mi azúcar sanguíneo está ahora normal, rara vez sobre 110 y juro que no he cambiado absolutamente nada en mi dieta, ejercicio ni medicación. Lo estoy probando doblemente, usando dos diferentes medios y diferentes tiras de prueba, de diferentes lotes, etc. ¡Estoy asombrado, impactado y lo encuentro casi imposible de creer! ¡Pero ciertamente parece real! ¡Gracias! – Don Hess, Quincy, IL

Acabo de adoptar recientemente la dieta de la comida viva y estoy abrumado por la belleza y simplicidad de ella. ¡Cuando nos alineamos con las Leyes Naturales el Universo se abre para uno y la naturaleza nos revela sus misterios! El vinagre de sidra de manzana es mucho más de lo que yo pensaba. Ahora estoy tomando su bebida de VSM 3 veces al día. Es como alimento de los dioses. Es tan nutritivo. Me baño en él, enjuago mi cabello con él, hago gárgaras con él, y lavo mi ropa con él. He eliminado casi todos los jabones, champús, limpiadores y detergentes totalmente tóxicos de mi casa. ¡Qué gran producto es el VSM! ¡Me encanta y quiero que todos se sientan tan bien como yo! – Patrick McLean, Scammon, KS

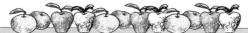

# Alabanzas para el Vinagre de Sidra de Manzana y el Estilo de Vida Saludable Bragg

No puedo decir suficientes cosas sobre este asombroso producto. Es demasiado bueno. Lo he estado usando por casi 4 años y he perdido como 80 libras. He comprado y he compartido su Vinagre de Sidra de Manzana con la familia y amigos que quieren perder peso, bajar su colesterol, presión arterial alta, dolor de garganta, indigestión, etc. Este producto es extremadamente beneficioso. ¿Qué tiene que perder? Un montón de cosas malas. Yo les digo que empiecen – ¡hace milagros! – Anil Dutt, Sacramento, CA

Mi esposo sufrió de gota por muchos años. Es un hombre saludable, en buena forma, de 42 años. Nadie podía explicarse por qué tenía gota en primer lugar, y ni hablar de tratar de averiguar cómo tratarla. Los médicos le recetaron toda medicación que se puedan imaginar. Nada ayudó, de hecho inclusive creo que empeoraron el problema. Por casualidad, un colega de trabajo mencionó el Vinagre de Sidra de Manzana Bragg. Mi esposo pasó de estar casi discapacitado, a no tener ninguna crisis en un año (desde que empezó a tomar la bebida de VSM). Todo lo que puedo hacer es agradecerles. Su producto lo salvó de una vida de dolor crónico intolerable. No se puede poner un precio sobre la calidad de vida. – Sue Stearnes, San Diego, CA

¡Gracias por existir! Este es el mejor producto que he probado y sentía la necesidad de decírselos. ¡Acabo de terminar de comer la ensalada de Repollo Picado que no sería nada sin el poderoso Vinagre de Sidra de Manzana Bragg! ¡Gracias! – Dragan Petrovic, Israel

El Estilo de Vida Saludable Bragg, la bebida de vinagre y las caminatas vigorosas (3 veces al día) 20 minutos después de las comidas, ¡ayudó a eliminar mi diabetes! Todo mi cuerpo, circulación, pies, ojos, han mejorado. Gracias, que Dios continúe bendiciendo su Cruzada. – John Risk, Santee, CA

Yo uso su Vinagre de Sidra de Manzana Orgánica para calambres en las piernas. Además el VSM es la ÚNICA cosa que he encontrado en 15 años que ha calmado mi síndrome de piernas inquietas. ¡Muchísimas gracias! – Audra Lynn Weathers, Woodruff, SC

¡Los resultados con el Vinagre Bragg y el estilo de vida son milagrosos! Me deshice de un resfrío y mucosidad constantes. Me siento tan bien, energético y saludable de nuevo. ¡Gracias! – Nestor R. Villagra, Toronto, Ontario, Canada

Detuve el dolor ocasional de una quemadura con VSM de Bragg puro. También lo uso para eliminar rápidamente brotes ocasionales de acné (¡sí, aún a los 40!) en mi cara. Ha mantenido a raya mis brotes de Rosácea.
– Jill Hider Peters, Columbus, OH

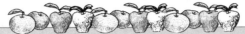

# Alabanzas para el Vinagre de Sidra de Manzana y el Estilo de Vida Saludable Bragg

Había tenido una infección de hongos en mis piernas por años. Había acudido a médicos y dermatólogos alrededor del país, usado tubos de medicina de $200, etc. sin resultado alguno. Recientemente fui a otro médico local y le pedí medicación antihongos y él me dijo que lo que realmente creía que tenía eran estafilococos, y me convenció de tomar otra ronda de antibióticos . . . ¡para hacer el cuento corto, la infección explotó y estaba desesperado! Había estado leyendo y usando los productos Braggs por años, ¡y en su libro del VSM encontré la cura! ¡Ahora estoy un 90% curado y me siento mejor que nunca! ¡Dios los Bendiga! Como Cristiano, voy a cuidar de mi templo, mi cuerpo, y ustedes son una parte vital. Estoy eternamente agradecido. – Jonathan Henson, Sherwood, AK

Muchas bendiciones para ustedes. He estado usando su VSM con gran éxito. Mi sinusitis y pulmones se han aclarado. No más exceso de mucosidad, mi cabeza está clara, he perdido peso y me siento naturalmente más feliz. El VSM es más efectivo que cualquier combinación de hierbas que haya usado en el pasado y es tan accesible. Todos deberían agregar este remedio saludable a sus dietas. Le añadiría alegría y años a la vida de cualquiera. – Mahashakti Das, Woodland Hills, CA

He estado usando su Vinagre Orgánico de Sidra de Manzana Crudo con la enzima "Madre" por 6 semanas . . . desde entonces, los dolores de mis articulaciones se han reducido significativamente. Respiro mejor y mi energía general ha sido aumentada. Gracias. – Bob Tyler, West Palm Beach, FL

¡Debo iniciar diciéndoles a ustedes y a todos los demás lo asombrosamente delicioso que es el cóctel de VSM! Tomé mi primera bebida recientemente y me asombraron los resultados. Estuve en un terrible accidente automovilístico y tuve todo tipo de lesiones físicas. Una de ellas una terrible acidez estomacal y nada ayudaba. ¡Casi inmediatamente luego de beber el VSM mi acidez estomacal literalmente desapareció! Pude dormir toda la noche. ¡Gracias y que Dios los bendiga! – Christina Holland, Justin, TX

La comida no es ya comida en nuestra casa sin los Aminos Líquidos de Bragg. ¿Cómo es que este asombroso líquido hace que todo sepa mejor de lo que naturalmente sabe? Es pura magia. Gracias a Bragg.
– Adam Robinson, Portland, OR

¡AMO el Vinagre de Sidra de Manzana Bragg! ¡Mi mamá y yo lo tomamos como shots así puro! Cura la acidez estomacal e indigestión que he tenido desde mi operación de la vesícula biliar. ¡También encontré que funciona de maravilla con el pie de atleta y quita las verrugas! Siga con el excelente trabajo, siempre usaré el VSM de Bragg. – Stacy Ahmad, La Crosse, WI

# ÍNDICE

**¡Un maestro por un día puede ser una luz guía por toda una vida!**
*Los Libros Bragg son maestros de salud silenciosos – ¡nunca se cansan, están listos día y noche para ayudarle a ayudarse a obtener su salud! Nuestros libros están escritos con amor y un profundo deseo de guiarlo a vivir un estilo de vida saludable. – Patricia Bragg*

*"Concibo que un conocimiento de libros es la base sobre lo cual todo otro conocimiento descansa."* – George Washington, Primer Presidente de EE.UU., 1789-1797

*La bondad debe ser un estado mental en el cual estamos alertas a toda oportunidad: para hacer, dar, compartir y vitorear.* – Patricia Bragg, N.D., Ph.D.

*Sueñe en grande, piense en grande, ¡pero disfrute los pequeños milagros del día a día!*

# ÍNDICE

*A través de nuestras acciones, en vez de nuestras promesas, déjanos mostrar la esencia del amor – ¡armonía perfecta en movimiento!* – Philip Glyn, Poeta Galés

*Haz siempre lo correcto – a pesar de cualquier opinión pública.*

# ÍNDICE

---

*La felicidad es un arcoiris en su corazón – ¡una verdadera bengala de salud!*
– Patricia Bragg, N.D., Ph.D., Campeona de la Salud y Educadora de Estilo de Vida

# ÍNDICE

*Lo que el sol es a las flores, las sonrisas son a la humanidad.* – Joseph Addison

*Un libro es un jardín, una huerta, un almacén, una fiesta,*
*un mentor, un maestro, un guía, un consejero.* – Henry Ward Beecher

*Si amas a la Naturaleza, encontrarás Belleza en todo lado.* – Vincent Van Gogh

## ÍNDICE

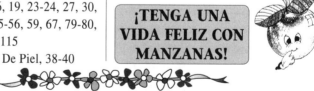

**¡TENGA UNA VIDA FELIZ CON MANZANAS!**

*La persona que usted es, se oye tan fuerte que no oigo sus palabras.*
– Ralph Waldo Emerson

*Cree la visión más grande y grandiosa para su vida, porque uno se convierte en lo que uno cree.* – Oprah Winfrey

*Las rosas son el autógrafo de Dios de belleza, fragancia y amor.* – Paul C. Bragg

*Propague el amor donde quiera que vaya: primero que todo en su propio hogar. Deles amor a sus hijos, a su esposa o esposo, a un vecino que vive a la par . . . No deje que nadie venga a usted sin que se vaya mejor y más feliz. Sea la expresión viviente de la bondad de Dios; bondad en su cara, bondad en sus ojos, bondad en su sonrisa y bondad en su saludo cálido.* – Madre Teresa

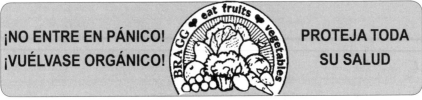

## DE LOS AUTORES

¡Este libro fue escrito para Usted! Puede ser su pasaporte a una larga vida saludable y vital. Nosotros en las Terapias de Salud Alternativas unimos las manos con un solo objetivo en común – promover un alto estándar de salud para todos. La nutrición saludable apunta el camino – el cual es el camino de la Madre Naturaleza y de Dios. ¡Este libro le enseña a trabajar con ellos, no contra ellos! Los Médicos de Salud, terapistas, enfermeras, maestros y cuidadores de la salud se están volviendo más dedicados que nunca a mantener a sus pacientes saludables y en forma. Este libro fue escrito para enfatizar la gran y necesaria importancia del vivir un estilo de vida saludable para salud y longevidad, cerca de la Madre Naturaleza y Dios.

Las declaraciones en este libro son hallazgos científicos de salud, conocidos hechos de fisiología, y terapéutica biológica. Paul C. Bragg practicó métodos naturales de vida por más de 80 años con resultados altamente beneficiosos, sabiendo que eran seguros y de gran valor. Su hija Patricia dio conferencias y escribió conjuntamente con él los Libros de Salud de Bragg y continúa las Cruzadas de Salud Bragg.

Paul C. Bragg y su hija Patricia expresan sus opiniones únicamente como Educadores de la Salud Pública y Campeones de la Salud. No ofrecen una cura para una enfermedad. Sólo el cuerpo tiene la habilidad de curar a una persona. Los expertos pueden estar en desacuerdo con algunas de las afirmaciones hechas en este libro. Sin embargo, algunas afirmaciones son consideradas ser hechos basándose en la experiencia a largo plazo de los dedicados Pioneros Campeones de la Salud Paul C. Bragg y Patricia Bragg. Si sospecha que tiene un problema médico, ¡por favor busque profesionales calificados para el cuidado de la salud para ayudarle a tomar las decisiones más saludables, sabias y mejor informadas!

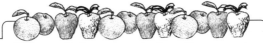

*Cuente sus bendiciones diariamente mientras lleva a cabo su caminata vigorosa de 30 a 40 minutos y ejercicios con esas afirmaciones – ¡salud! ¡fuerza! ¡juventud! ¡vitalidad! ¡paz! ¡risa! ¡humildad! ¡entendimiento! ¡perdón! ¡alegría! ¡y amor por la eternidad! – y pronto todas estas cualidades vendrán en torrente a su vida. Con las bendiciones de una súper salzud, paz y amor a ustedes, nuestros queridos amigos – nuestros lectores. – Patricia Bragg, ND, PhD.*

*Si tuviera que mencionar los tres recursos de vida más preciosos, diría libros, amigos y naturaleza; y el más grandioso de éstos, al menos el más constante y siempre a mano, es la Madre Naturaleza y Dios.* – John Burroughs

*La Paz no es una estación, es un modo de vida.*

# LIBROS BRAGG "INSTRUCTIVOS, AUTOSALUD"

## Escritos por la Primera Familia de Salud de Norteamérica
### Biblioteca De Autosuperación Viva Más – Más Saludable – Más Fuerte

| Cant. | Títulos de Libros BRAGG  Health Science ISNB: 978-0-87790 | Precio | $ Total |
|---|---|---|---|
| | Oferta de 10 Libros BRAGG – Especial de Mejore su Salud, Viva Más – Costos Envío Gratis . . . sólo 89.00 | | . |
| | (Por favor vea las siguientes 2 páginas para descripciones de los libros) | | |
| ____ | **Vinagre de Sidra de Manzana – Sistema de Salud Milagroso** – *(Más de 9 millones impresos)* .............. 9.95 | | . |
| ____ | **Programa de Condición Física de la Espalda** – Para una Espalda Fuerte y Libre de Dolor ................... 9.95 | | . |
| ____ | **Estilo de Vida Saludable Bragg – Vivir De Forma Vital hasta los 120** – (simple, fácil de seguir).......... 9.95 | | . |
| ____ | **Creación de una Poderosa Fuerza Nerviosa** – Incremente la Energía, Elimine la Fatiga, Estrés, Enojo, Ansiedad.. 11.95 | | . |
| ____ | **Creación de Pies Fuertes y Saludables** – Haga desaparecer los dolores, el Dr. Scholl dijo "Es el mejor".......... 9.95 | | . |
| ____ | **Corazón Saludable** – Mantenga su Corazón y Sistema Cardiovascular Saludable y en Forma a Cualquier Edad...... 11.95 | | . |
| ____ | **El Milagro del Ayuno** – Biblia Bragg de la Salud, Rejuvenecimiento Físico y Longevidad...................... 11.95 | | . |
| ____ | **Respiración para Súper Poder** – para Súper Energía, Longevidad y Curar el Asma, Alergias ............... 11.95 | | . |
| ____ | **Agua, La Impactante Verdad** – Que Puede Salvar su Vida – Aprenda cúal es el agua más segura para tomar..... 11.95 | | . |
| ____ | **Recetas Saludables Vegetarianas** – 700 Recetas Deliciosas, Nutritivas, Saludables............................ 13.95 | | . |
| | **DVD BRAGG** – Disfrute la Historia, Conferencias, Clase de Ejercicios, etc de BRAGG.......................... sólo 7.95 | | . |

| **TOTAL COPIAS** | Libros también disponibles como E-Libros – ver *bragg.com* Todos los 10 E-libros disponibles por $35 | **TOTAL LIBROS** $ | . |

**Por favor Especifique:** ☐ Cheque  ☐ Giro Postal  ☐ Tarjeta Crédito

| Sólo Libros: Residentes de CA, impuestos del 7.75% | . |
|---|---|
| **Costos de Envío** | |

**Cargue a:** ➤  ☐ Visa  ☐ Master Card  ☐ Discover

Mes   Año

*VISA*   MasterCard   DISCOVER

_____
Tarjeta Expira

CVV #:

_____
Número de Tarjeta de Crédito

(Sólo Fondos EE.UU.)
**TOTAL LIBROS** $ .

| **Envío EE.UU.** | Por favor agregue $5 por el primer libro, $1 cada libro adicional Pedidos al detalle de más de $50 agregue sólo $7 |
|---|---|
| **Envío Internacional** | Canadá agregue $11 por el primer libro. $1.50 cada libro adicional. Toda otra orden internacional agregue $13. $1.50 por cada libro adicional. |

_____
Firma

**ÓRDENES CON TARJETA CRÉDITO SOLAMENTE**
llame al **(800) 446-1990**
8 am-4 pm PST • Lunes a Viernes
O envíe un fax al **(805) 968-1001**

Llamadas a oficinas administrativas **(805) 968-1020.** Aceptamos MasterCard, Discover o VISA. Por favor prepare la orden usando este formulario de pedidos. Acelerará su llamada y le servirá como registro de pedido. Horario: 8 am a 4 pm Tiempo del Pacífico, Lunes a Viernes. **Visite nuestro sitio Web: bragg.com • correo electrónico: bragg@bragg.com**

## Vea y Pida los Libros Físicos, Electrónicos, y Productos en el sitio www.bragg.com
### Enviar a: HEALTH SCIENCE, Box 7, Santa Barbara, CA 93102 USA

Por favor use **letra imprenta o Impresora** – asegúrese de brindar el número de calle y casa para facilitar la entrega.

BOF 412

Nombre

Dirección                                                    No. Apt.

Ciudad                          Estado          Código Postal

( )                     Correo Electrónico
Teléfono

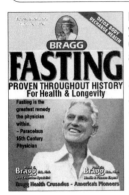

El ayuno promueve la salud, longevidad y normaliza el peso, por medio de la desintoxicación y sanación. Ayuda a revertir el envejecimiento.

Este clásico de Bragg es una de las más grandes contribuciones a la sanación natural en el mundo hoy día.

**– Gabriel Cousens, M.D.**

En Rusia amamos el Libro del Ayuno de Bragg y vivir este estilo de vida más saludable. Ha guiado a millones de nosotros al Señor. Lo amamos y le Agradecemos.

**– Elena Troussva, Russia**

978-0-87790-039-9 – $11.95

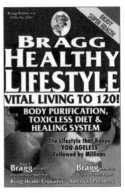

Aprenda el Estilo de Vida Saludable de Bragg que le puede mantener sin edad, sin cansancio y más fuerte, siguiendo esta simple desintoxicación y purificación de cuerpo con comidas saludables naturales; ¡disfrutado por seguidores de Bragg en todo el mundo!

Tengo 25 años de conocer los maravillosos Libros Bragg. Son una bendición para mí, mi familia, y para todos los que los leen.

**– Pastor Mike MacIntosh,**
Horizon Christian Fellowship,
San Diego, CA

978-0-87790-008-5 – $9.95

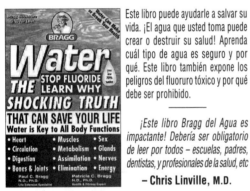

Este libro puede ayudarle a salvar su vida. ¡El agua que usted toma puede crear o destruir su salud! Aprenda cuál tipo de agua es seguro y por qué. Este libro también expone los peligros del fluoruro tóxico y por qué debe ser prohibido.

¡Este libro Bragg del Agua es impactante! Debería ser obligatorio de leer por todos – escuelas, padres, dentistas, y profesionales de la salud, etc

**– Chris Linville, M.D.**

978-0-87790-065-8 – $11.95

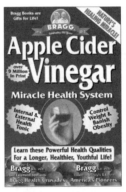

Este Éxito de Ventas explica los poderosos y milagrosos beneficios de salud del vinagre de sidra de manzana crudo y orgánico. Hipócrates, el Padre de la Medicina, en el 400 A.C. trataba a sus pacientes con vinagre de sidra de manzana crudo. Aprenda a usar este antibiótico, antiséptico y poderoso sanador de cuerpos natural.

Haga lo que yo he hecho – tómese 3 bebidas de Vinagre de Sidra de Manzana de Bragg diarias. 2 cucharaditas de Vinagre Bragg y miel en un vaso de 8 onzas de agua destilada.

**– Julian Whitaker, M.D.,**
Health & Healing Newsletter

978-0-87790-100-6 – $9.95

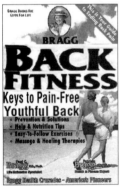

Claves para una Espalda Libre de Dolor, Joven. Aprenda sobre las soluciones, prevención y la más reciente cirugía no invasiva y terapias de sanación. Incluye ejercicios, nutrición, consejos de salud y más.

He tenido dolor de espalda y rodilla por 2 años y en una semana, siguiendo su programa de salud con ejercicio y la Bebida de Vinagre, ¡estoy completamente libre de dolor!

**– Patricia Henderson**

978-0-87790-057-3 – $9.95

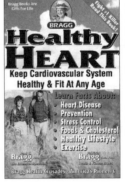

¡Combata al Asesino #1 de Norteamérica! Información importante sobre enfermedad cardiaca, angina, prevención, reducción del estrés, ejercicio, dieta y colesterol. ¡Este libro muestra cómo mantener su corazón fuerte, saludable y sin edad!

Le agradezco a Paul Bragg el haber salvado mi vida a los 15 con el Estilo de Vida Saludable de Bragg. Amo los Productos de Salud Bragg y los Libros de Salud Bragg.

**– Jack LaLanne,**
Pionero de Condición Física hasta los 96 años y medio de edad

978-0-87790-097-9 – $11.95

# LOS LIBROS DE SALUD BRAGG

**Gen. 6:3** ✝ **SON UN REGALO PARA TODA LA VIDA** ✝ **3 Juan 2**

– Jack LaLanne, seguidor de Bragg desde los 15 años

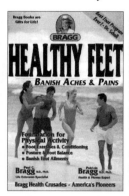

Aprenda cómo hacer desaparecer los dolores. Lea sobre Reflexología, Acupresión y mucho más. Casi todos nosotros nacemos con pies perfectos. Es el abuso que millones de personas le dan a sus pies que los hace gemir a medida que renquean por la vida – "¡mis pies adoloridos me están matando!" ¡Lea este libro!

*El Programa de Pies Bragg es el mejor. Agradezco tanto los Libros Bragg como su sabiduría para mi larga, activa y saludable vida.*

**– Dr. Scholl,**
Famoso Doctor de Pies

978-0-87790-130-3 – $9.95

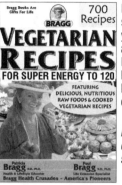

Disfrute de las mejores recetas de salud del mundo para una súper salud y alta energía que le encantarán tanto a usted como a su familia. Más de 700 Recetas Saludables para Salud, Súper Energía y Longevidad. 336 páginas llenas de deliciosos alimentos crudos y cocidos, recetas vegetarianas y veganas.

*Este libro muestra cómo comer bien con recetas nutritivas para mantener la salud y condición física de su cuerpo.*

**– Henry Hoegerman, M.D.**

978-0-87790-027-6 – $13.95

Millones de saludables seguidores han aprendido a controlar e incrementar su Energía de Fuerza Nerviosa Vital – de la Manera Saludable Bragg. Aquí encontrará Prevención y Mantenimiento de la Salud, todo en un solo libro.

*Tengo mi vida de vuelta luego de muchos años de fatiga crónica, fibromialgia y depresión clínica. Le doy gracias a los Libros de Salud Bragg.*

**– Marilyn Mason**

978-0-87790-093-1 – $11.95

Respirar profunda, total y completamente energiza, calma, le llena de paz y le mantiene joven. ¡Aprenda los Ejercicios de Respiración Bragg para más empuje y una Súper Salud!

*¡Gracias a Paul Bragg y a los Libros Bragg, mis años de asma fueron curados en un solo mes con la Súper Respiración Bragg y el Estilo de Vida Saludable Bragg!*

**– Paul Wenner,**
Creador de la Gardenburger

978-0-87790-120-4 – $11.95

"Le doy gracias a Paul Bragg y al Estilo de Vida Saludable Bragg por mi saludable, larga y activa vida. " Me encantan los Libros Bragg y Productos de Salud Bragg."
– Jack LaLanne, seguidor de Bragg hasta la joven edad de 96$^{1/2}$ años

"He seguido el Estilo de Vida Saludable Bragg por años y enseña cómo tomar el control de la salud y construir un futuro saludable."
– Mark Victor Hansen, Coproductor de la Serie "Caldo de Pollo para el Alma"

"Gracias a los Libros Bragg por mi conversión al modo saludable."
– James F. Balch, M.D.
Coautor de – *Prescription for Nutritional Healing*

"Los Libros Bragg han sido una bendición para nuestra familia y para la familia TBN de fieles seguidores."
– Evangelista Dwight Thompson – *Coanfitrión de TBN "Praise The Lord"*

Si no encuentra los Libros Bragg disponibles en su área, puede pedirlos en línea en el sitio: bragg.com o vea la lista de Libros Bragg. Especial de Libros Bragg: Todos los 10 libros por sólo $89 pospago.

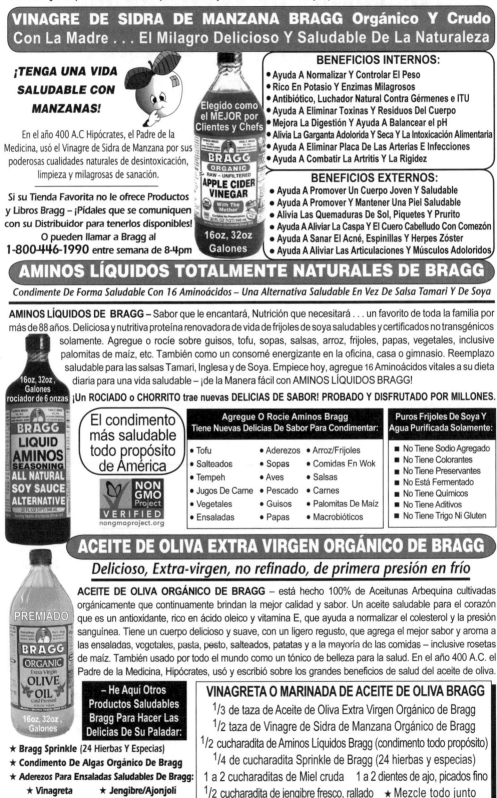

# VINAGRE DE SIDRA DE MANZANA ORGÁNICO BRAGG

| TAMAÑO | PRECIO | | Gastos de ENVIO UPS para EE.UU. | $ | Cantidad |
|---|---|---|---|---|---|
| 16 oz. | $ 3.29 | Cada uno | Costo envío – Por favor agregue $9 para la primera botella y $1.50 por cada botella adicional | • | |
| 16 oz. | $ 36.00 | Caja especial de 12 | Costo envío por Zona Horaria: CA $12. PST/MST $14. CST $22. EST $25 | • | |
| 32 oz. | $ 5.29 | Cada uno | Costo envío – Por favor agregue $10 para la primera botella y $2 por cada botella adicional | • | |
| 32 oz. | $ 58.00 | Caja especial de 12 | Costo envío por Zona Horaria: CA $17. PST/MST $20. CST $35. EST $38 | • | |
| 1 gal. | $ 16.49 | Cada uno | Costo envío – 1a botella: CA $10. PST/MST $10. CST $13. EST $15 – $6 por cada botella adicional | • | |
| 1 gal. | $ 57.00 | Caja especial de 4 | Costo envío por Zona Horaria: CA $17. PST/MST $20. CST $34. EST $37 | • | |

**El Vinagre BRAGG es un alimento y no sujeto a impuestos**

| VINAGRE BRAGG | $ | • |
|---|---|---|
| Gastos de envío | | • |
| **TOTAL** | **$** | • |

# AMINOS LÍQUIDOS BRAGG

| TAMAÑO | PRECIO | | Gastos de ENVIO UPS para EE.UU. | |
|---|---|---|---|---|
| 6 oz. | $ 3.59 | Cada uno | Costo envío – Por favor agregue $9 para la primeras 3 botellas y $1.50 por cada botella adicional | • |
| 6 oz. | $ 78.00 | Caja especial de 12 | Costo envío por Zona Horaria: CA $10. PST/MST $11. CST $17. EST $19 | • |
| 16 oz. | $ 4.69 | Cada uno | Costo envío – Por favor agregue $9 para la primera botella y $1.50 por cada botella adicional | • |
| 16 oz. | $ 51.00 | Caja especial de 12 | Costo envío por Zona Horaria: CA $12. PST/MST $14. CST $22. EST $25 | • |
| 32 oz. | $ 7.69 | Cada uno | Costo envío – Por favor agregue $9 para la primera botella y $2 por cada botella adicional | • |
| 32 oz. | $ 84.00 | Caja especial de 12 | Costo envío por Zona Horaria: CA $17. PST/MST $20. CST $35. EST $38 | • |
| 1 gal. | $ 28.39 | Cada uno | Costo envío – 1a botella: CA $10. PST/MST $10. CST $13. EST $15 – $6 por cada botella adicional | • |
| 1 gal. | $ 99.00 | Caja especial de 4 | Costo envío por Zona Horaria: CA $17. PST/MST $20. CST $34. EST $37 | • |

**El Aceite Oliva y Aminos BRAGG son alimentos y no sujetos a impuestos**

| AMINOS BRAGG | $ | • |
|---|---|---|
| Gastos de envío | | • |
| **TOTAL** | **$** | • |

# ACEITE DE OLIVA ORGÁNICO BRAGG

| TAMAÑO | PRECIO | | Gastos de ENVIO UPS para EE.UU. | $ | Cantidad |
|---|---|---|---|---|---|
| 16 oz. | $ 11.99 | Cada uno | Costo envío – Por favor agregue $9 para la primera botella y $1.50 por cada botella adicional | • | |
| 16 oz. | $ 131.00 | Caja especial de 12 | Costo envío por Zona Horaria: CA $12. PST/MST $14. CST $22. EST $25 | • | |
| 32 oz. | $ 19.49 | Cada uno | Costo envío – Por favor agregue $10 para la primera botella y $2 por cada botella adicional | • | |
| 32 oz. | $ 214.00 | Caja especial de 12 | Costo envío por Zona Horaria: CA $17. PST/MST $20. CST $35. EST $38 | • | |
| 1 gal. | $ 68.39 | Cada uno | Costo envío – 1a botella: CA $10. PST/MST $10. CST $13. EST $15 -- $6 por cada botella adicional | • | |
| 1 gal. | $ 239.00 | Caja especial de 4 | Costo envío por Zona Horaria: CA $17. PST/MST $20. CST $34. EST $37 | • | |

**Por favor Especifique:** ☐ Cheque  ☐ Giro Postal  ☐ Efectivo
**Cargue a:** ☐ Visa  ☐ Master Card  ☐ Discover
Número Tarjeta Crédito:_____ Tarjeta Expira ___ / ___  Mes / Año

| ACEITE OLIVA BRAGG | $ | • |
|---|---|---|
| Gastos de envío | | • |
| **TOTAL** | **$** | • |

VISA  Firma:_____

Llamadas a oficinas administrativas (805) 968-1020. Aceptamos pedidos por teléfono con MasterCard, Discover o VISA. Por favor prepare la orden usando este formulario de pedidos. Acelerará su llamada y le servirá como registro de pedido. Horario: 8 am a 4 pm Zona del Pacífico, Lunes a Viernes. Visite nuestro sitio Web: bragg.com • correo electrónico: bragg @ bragg.com

**ÓRDENES CON TARJETA CRÉDITO**
LLAME AL **(800) 446-1990**
8 am-4 pm PST • Lunes a Viernes
O ENVÍE UN FAX AL **(805) 968-1001**

Enviar a: **HEALTH SCIENCE, Box 7, Santa Barbara, CA 93102 USA**

**Por favor use letra imprenta o Impresora** – asegúrese de brindar el número de calle y casa para facilitar la entrega.

BOF 512

Nombre
Dirección                                                                  No. Apt.
Ciudad                              Estado              Código Postal
Teléfono ( )                        Correo Electrónico

Productos para la Salud Bragg disponibles en la mayoría de las Tiendas de Salud y Departamentos de Salud de Abarrotes en todo el país

# ADEREZOS DE ENSALADAS SALUDABLES BRAGG

## VINAGRETA SALUDABLE ORGÁNICA

Este Aderezo de Vinagreta Saludable y Orgánico de Bragg hace que una ensalada sea especial con su sabor ligeramente ácido y gustoso. Una mezcla sabrosa de Aceite de Oliva Extra Virgen Orgánico de Bragg, Vinagre de Sidra de Manzana Orgánica de Bragg, Aminos Líquidos de Bragg, ajo, cebolla, miel cruda y deliciosas hierbas orgánicas. Este sabor único le brinda un aderezo para ensalada saludable para todas sus ensaladas y vegetales. ¡Bragg es la elección saludable!

**botella de vidrio de 12 onzas**

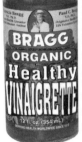

**NUEVO**

**botella de vidrio de 12 onzas**

**botella de vidrio de 12 onzas**

## Aderezo y Marinada ORGÁNICOS DE BAYAS BRAGG

Le trae nuevas delicias de sabor, con Arándanos Azules, Frambuesas, Acai, Goji y Uva. Bajo en grasa y con antioxidantes naturales. Lo mejor de la saludable tradición Bragg.

## Hecho con JENGIBRE Y AJONJOLÍ Orgánicos

Este Aderezo Saludable Bragg está basado en los deliciosos sabores de nuestros famosos Aminos Líquidos Bragg y el sabor dulce y ligeramente ácido del jengibre. Grandioso sobre ensaladas y vegetales, le trae a usted lo mejor de la tradición Bragg – comer y vivir saludablemente.

**botella de vidrio de 12 onzas**

## Aderezo Y Marinada ORGÁNICOS HAWAIIANOS DE BRAGG

Trae el Sabor del Aloha a las ensaladas, vegetales, salteados y otros alimentos saludables. Libere los sabores secretos hawaiianos que le encantarán con el Aderezo y Marinada Deliciosos y Sabrosos Hawaiianos Naturales de Bragg.

---

**Los Condimentos Más Saludables Todo Propósito de América**

# BRAGG SPRINKLE
## 24 Hierbas y Especias Orgánicas

Este viejo favorito está de nuevo disponible. Bragg Sprinkle fue creado en 1931 por Paul C. Bragg, Pionero de Salud y Creador de las Tiendas de Alimentos Saludables. El Sprinkle Orgánico agrega nuevos sabores saludables, deliciosos a la mayoría de las recetas y comidas. Está libre de sal, sin aditivos, preservantes o rellenos.

**TAPA PARA ESPOLVOREAR**

**TAPA PARA ESPOLVOREAR**

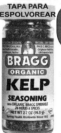

## CONDIMENTO ORGÁNICO DE ALGAS MARINAS BRAGG

Este original Condimento Orgánico de Algas Marinas está hecho de Algas Marinas Orgánicas del Océano Pacífico secadas al sol, combinado con 24 hierbas y especias naturales. Es un condimento delicioso y saludable para casi todas las recetas y comidas y está especialmente indicado en dietas bajas en sodio.

# Condimento de Levadura Nutricional Delicioso de

**NUEVO** 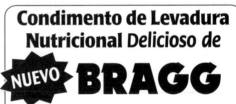 **BRAGG**

Nutricionalmente diseñado para ayudar a cumplir con las necesidades nutricionales de los vegetarianos, veganos y cualquiera que desee una buena fuente de vitaminas B12 y Complejo B. Su sabor similar al queso lo hace un delicioso y saludable condimento e ingrediente para rociar encima de las comidas.

**TAPA PARA ESPOLVOREAR**

- Libre De Gluten • No Transgénico
- Sin Sal • Sin Azúcar • Sin Lácteos
- Sin Colores Artificiales Ni Preservantes
- Sin Productos De Cervecería
- Sin Candida Albicans
- Certificado Como Vegetariano Y Kosher

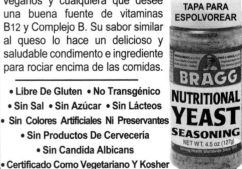

*Uno es lo que come, bebe, respira, piensa, dice y hace.* – Patricia Bragg, ND, PhD.

## BRAGG SPRINKLE – Condimento de 24 Hierbas y Especias

| TAMAÑO | PRECIO | | Gastos de ENVIO UPS para EE.UU. | $ | Cantidad |
|--------|--------|--|-------------------------------|---|----------|
| 1.5 oz. | $ 4.69 | Cada uno | Costo envío – Por favor agregue $9 para las primeras 3 botellas y $1 por cada botella adicional | | • |
| 1.5 oz. | $ 51.00 | Caja especial de 12 | Costo envío por Zona Horaria: CA $9. PST/MST $9. CST $10. EST $12 | | • |

CONDIMENTO BRAGG SPRINKLE es un alimento y no tiene impuestos

| BRAGG SPRINKLE | $ | • |
|---|---|---|
| Gastos de envío | | • |
| **TOTAL** | $ | • |

## BRAGG ALGAS MARINAS ORGÁNICAS

| TAMAÑO | PRECIO | | Gastos de ENVIO UPS para EE.UU. | $ | Cantidad |
|--------|--------|--|-------------------------------|---|----------|
| 2.7 oz. | $ 4.69 | Cada uno | Costo envío – Por favor agregue $9 para las primeras 3 botellas y $1 por cada botella adicional | | • |
| 2.7 oz. | $ 51.00 | Caja especial de 12 | Costo envío por Zona Horaria: CA $9. PST/MST $9. CST $10. EST $12 | | • |

CONDIMENTO BRAGG de Algas Marinas es un alimento y no tiene impuestos

| BRAGG ALGAS | $ | • |
|---|---|---|
| Gastos de envío | | • |
| **TOTAL** | $ | • |

## BRAGG LEVADURA NUTRICIONAL

| TAMAÑO | PRECIO | | Gastos de ENVIO UPS para EE.UU. | $ | Cantidad |
|--------|--------|--|-------------------------------|---|----------|
| 4.5 oz. | $ 6.29 | Cada uno | Costo envío – Por favor agregue $9 para las primeras 3 botellas y $1 por cada botella adicional | | • |
| 4.5 oz. | $ 69.00 | Caja especial de 12 | Costo envío por Zona Horaria: CA $9. PST/MST $9. CST $10. EST $12 | | • |

LEVADURA NUTRICIONAL BRAGG es un alimento y no tiene impuestos

| BRAGG LEVADURA | $ | • |
|---|---|---|
| Gastos de envío | | • |
| **TOTAL** | $ | • |

## BRAGG ADEREZOS PARA ENSALADA

| TAMAÑO | PRECIO | | Gastos de ENVIO UPS para EE.UU. | $ | Cantidad |
|--------|--------|--|-------------------------------|---|----------|
| ✳ BRAGG ADEREZO PARA ENSALADA JENGIBRE Y AJONJOLÍ | | | | | |
| 12 oz. | $ 5.49 | Cada uno | Costo envío – Por favor agregue $9 para la primera botella y $1.25 por cada botella adicional | | • |
| 12 oz. | $ 60.00 | Caja especial de 12 | Costo envío por Zona Horaria: CA $11. PST/MST $12. CST $19. EST $22 | | • |
| ✳ BRAGG ADEREZO PARA ENSALADA VINAGRETA ORGÁNICA | | | | | |
| 12 oz. | $ 5.49 | Cada uno | Costo envío – Por favor agregue $9 para la primera botella y $1.25 por cada botella adicional | | • |
| 12 oz. | $ 60.00 | Caja especial de 12 | Costo envío por Zona Horaria: CA $11. PST/MST $12. CST $19. EST $22 | | • |
| ✳ BRAGG ADEREZO PARA ENSALADA DE BAYAS BRAGG | | | | | |
| 12 oz. | $ 5.49 | Cada uno | Costo envío – Por favor agregue $9 para la primera botella y $1.25 por cada botella adicional | | • |
| 12 oz. | $ 60.00 | Caja especial de 12 | Costo envío por Zona Horaria: CA $11. PST/MST $12. CST $19. EST $22 | | • |
| ✳ BRAGG ADEREZO PARA ENSALADA Y MARINADA HAWAIIANOS | | | | | |
| 12 oz. | $ 5.49 | Cada uno | Costo envío – Por favor agregue $9 para la primera botella y $1.25 por cada botella adicional | | • |
| 12 oz. | $ 60.00 | Caja especial de 12 | Costo envío por Zona Horaria: CA $11. PST/MST $12. CST $19. EST $22 | | • |

ADEREZOS PARA ENSALADA BRAGG son un alimento y no tienen impuestos

| BRAGG ADEREZOS | $ | • |
|---|---|---|
| Gastos de envío | | • |
| **TOTAL** | $ | • |

**Por favor Especifique:** ☐ Cheque ☐ Giro Postal ☐ Efectivo
**Cargue a:** ☐ Visa ☐ Master Card ☐ Discover

Número Tarjeta Crédito: _____

Firma: _____

Tarjeta Expira _____ / _____ Mes / Año

**VISA**
**MasterCard**
**DISCOVER**

Llamadas a oficinas administrativas (805) 968-1020. Aceptamos pedidos por teléfono con MasterCard, Discover o VISA. Por favor prepare la orden usando este formulario de pedidos. Acelerará su llamada y le servirá como registro de pedido. Horario: 8 am a 4 Zona del Pacífico, Lunes a Viernes. Visite nuestro sitio Web: bragg.com • correo electrónico: bragg @ bragg.com

**ÓRDENES CON TARJETA CRÉDITO**
LLAME AL **(800) 446-1990**
8 am-4 pm PST • Lunes a Viernes
O ENVÍE UN FAX AL **(805) 968-1001**

### Enviar a: HEALTH SCIENCE, Box 7, Santa Barbara, CA 93102 USA

**Por favor use letra imprenta o Impresora** – asegúrese de brindar el número de calle y casa para facilitar la entrega.

BOF 412

Nombre

Dirección / No. Apt.

Ciudad / Estado / Código Postal

( ) Teléfono / Correo Electrónico

**Productos para la Salud Bragg disponibles en la mayoría de las Tiendas de Salud y Departamentos de Salud de Abarrotes en todo el país**

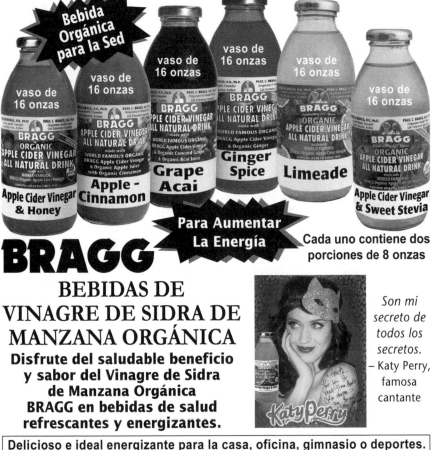

# BEBIDAS ORGÁNICAS DE VINAGRE DE SIDRA DE MANZANA

| SABORES | TAMAÑO | PRECIO | CANT | CAJA/ PRECIO 12 | CANT | $ Cantidad |
|---|---|---|---|---|---|---|
| Original Vinagre de Sidra de Manzana Y Miel - 16 oz | | $2.19 | | $24.00 | | |
| VSM con Jengibre – Especies - 16 oz | | $2.19 | | $24.00 | | |
| VSM con Manzana –Canela - 16 oz | | $2.19 | | $24.00 | | |
| VSM con Uva Concord-Acai - 16 oz | | $2.19 | | $24.00 | | |
| Vinagre de Sidra de Manzana y Stevia Dulce - 16 oz | | $2.19 | | $24.00 | | |
| Bebida de Lima y Vinagre de Sidra de Manzana - 16 oz | | $2.19 | | $24.00 | | |

**BEBIDAS DE VSM ORGÁNICOS BRAGG son un alimento y no tienen impuestos**

**BRAGG BEBIDAS VINAGRE** $

Gastos de envío

**TOTAL** $

## CUADRO DE ENVÍO PARA BEBIDAS DE VINAGRE

| Número de botellas | CA | PST/MST | CST | EST |
|---|---|---|---|---|
| 1-2 botellas | $8.00 | $8.00 | $9.00 | $12.00 |
| 3-4 botellas | $8.00 | $9.00 | $11.00 | $13.00 |
| 5-6 botellas | $9.00 | $9.00 | $13.00 | $15.00 |
| 7-12 botellas | $11.00 | $13.00 | $21.00 | $24.00 |
| Caja especial/12 | $11.00 | $13.00 | $21.00 | $24.00 |

**Por favor llame primero a Tiendas de Salud y Abarrotes, pues muchas ya venden Productos de Salud Bragg.**

**Método de Pago:**

☐ Cheque  ☐ Giro Posta  ☐ Efectivo

**Cargue a:**  ☐ Visa  ☐ Master Card  ☐ Discover

Aceptamos

VISA  MasterCard  DISCOVER

Número Tarjeta Crédito: _____

Firma: _____

Tarjeta Expira _____/_____
Mes / Año

Llamadas a oficinas administrativas (805) 968-1020. Aceptamos pedidos por teléfono con MasterCard, Discover o VISA. Por favor prepare la orden usando este formulario de pedidos. Acelerará su llamada y le servirá como registro de pedido. Horario: 8 am a 4 pm Zona del Pacífico, Lunes a Viernes. Visite nuestro sitio Web: bragg.com • correo electrónico: bragg @ bragg.com

**ÓRDENES CON TARJETA CRÉDITO**
LLAME AL **(800) 446-1990** ☎
8 am-4 pm PST • Lunes a Viernes
O ENVÍE UN FAX AL **(805) 968-1001**

## Enviar a:  HEALTH SCIENCE, Box 7, Santa Barbara, CA 93102 USA

**Por favor use letra imprenta o Impresora** – asegúrese de brindar el número de calle y casa para facilitar la entrega.

_____
Nombre

_____  _____
Dirección                              No. Apt.

_____  _____  _____
Ciudad                    Estado              Código Postal

( ____ ) _____  _____
Teléfono                  Correo Electrónico

Productos para la Salud  Bragg disponibles en la mayoría de las Tiendas de Salud y Departamentos de Salud de Abarrotes en todo el país

# Suscríbase A Boletines De Salud Gratis

Patricia quiere mantenerse en contacto con usted, sus familiares, y amigos sobre los más recientes Descubrimientos de Salud, Nutrición y Longevidad. Por favor incluya su nombre a continuación (para EE.UU únicamente) o visite *bragg.com* y suscríbase gratis para literatura sobre salud.

Con Bendiciones de Salud, Paz y Agradecimiento

Por favor haga una copia, y luego escriba en forma clara y envíe a:

**CRUZADAS DE SALUD BRAGG, Apartado Postal 7, Santa Barbara, CA 93102:**

Nombre

Dirección                                                                                                    No. Apt.

Ciudad                                              Estado                        Código Postal

( )                                              Correo Electrónico
Teléfono

Nombre

Dirección                                                                                                    No. Apt.

Ciudad                                              Estado                        Código Postal

( )                                              Correo Electrónico
Teléfono

Nombre

Dirección                                                                                                    No. Apt.

Ciudad                                              Estado                        Código Postal

( )                                              Correo Electrónico
Teléfono

Nombre

Dirección                                                                                                    No. Apt.

Ciudad                                              Estado                        Código Postal

( )                                              Correo Electrónico
Teléfono

Nombre

Dirección                                                                                                    No. Apt.

Ciudad                                              Estado                        Código Postal

( )                                              Correo Electrónico
Teléfono

*Cruzadas de Salud Bragg diseminando la salud por el mundo desde 1912*

# PAUL C. BRAGG, N.D., Ph.D.
### Especialista en Extensión de Vida • Paladín de Salud Mundial
### Conferencista y Asesor para Atletas Olímpicos, Realeza y Estrellas
#### Creador de Tiendas de Alimentos Saludables y Fundador del Movimiento de Salud Mundial

### ¡"El Modo de Vida de Salud Bragg y de Condición Física"
### Hace Milagros Para Millones!

Paul C. Bragg, el Padre del Movimiento de Salud en América, tuvo visión y dedicación. Este dinámico Paladín de la Salud para la salud y condición física mundiales es responsable de la mayor parte de las primeras veces del Movimiento de Salud en la historia, más que cualquier otro individuo.

## Logros pioneros asombrosos de Bragg que el mundo ahora disfruta:

- Bragg originó, nombró y abrió la primera Tienda de Alimentos de Salud en Norteamérica.
- Las Cruzadas de Salud de Bragg fueron las pioneras de las primeras Conferencias de Salud a lo largo de Norteamérica e inspiró a sus seguidores a abrir Tiendas de Salud de Alimentos a través de Norteamérica y también por el mundo.
- Bragg fue el primero en introducir el jugo de piña y el de tomate en Norteamérica.
- Introdujo la Terapia de Jugo en Norteamérica importando los primeros exprimidores de jugos manuales.
- Él fue el primero en introducir y distribuir la miel y azúcar de dátiles por todo el país.
- Fue pionero de Programas de Salud de la Radio desde Hollywood 3 veces al día entre 1920 y 1930.
- Bragg y su hija Patricia fueron pioneros de un programa de televisión de Salud desde Hollywood para diseminar la Cruzada de Salud de Bragg en su programa, *Health and Happiness*. Incluía ejercicios, recetas saludables, demostraciones visuales y estrellas invitadas como personas famosas en salud.
- Bragg abrió los primeros restaurantes de salud y los primeros spas de salud en Norteamérica.
- Él creó y produjo los primeros productos de salud y luego los hizo disponibles en todo el país: tés de hierbas, bebidas saludables y aceites, cereales y galletas de 7 granos, vitaminas, suplementos de calcio y minerales, germen de trigo, suero de leche, enzimas digestivas de la papaya, frutas secadas al sol, nueces crudos, condimentos de algas marinas y hierbas, aminoácidos de frijoles de soya, confites de salud y cosméticos de salud. Bragg inspiró a otros a seguir (Schiff, Gardenburger, Shaklee, TwinLabs, Trader Joe's, GNC, Herbalife, etc.), ¡y ahora hay miles de tiendas de salud y artículos de salud alrededor del mundo!

Discapacitado por la tuberculosis de adolescente, Bragg desarrolló su propio programa de alimentación, respiración y ejercicios para reconstruir su cuerpo en una fortaleza sin edad, sin cansancio, libre de dolor, llena de brillo y súper salud. Sobresalió al correr, nadar, ciclismo, entrenamiento progresivo de levantamiento de pesas, y escalar montañas. Le hizo una promesa temprana a Dios, por su salud recuperada, de pasar el resto de su vida mostrándole a otros el camino a una súper salud. ¡Y honró su promesa! Las cruzadas de salud de Paul Bragg hicieron una diferencia en todo el mundo.

Una leyenda y un paladín de la salud amado por millones, Bragg fue la inspiración y asesor personal de salud y condición física para Estrellas Olímpicas de primera categoría, desde el 4 veces Ganador de la Medalla de Oro de Natación Murray Rose a la 4 veces Ganadora de la Medalla de Oro de Carrera en Pista Betty Cuthbert de Australia, su pariente (Medallista de Oro en saltos con pértiga) Don Bragg, y muchos más. Hulk, Lou Ferrigno, pasó de enclenque a estar en súper forma. Jack LaLanne, el original Rey de la Condición Física de la Televisión, dice, "Bragg salvó mi vida a los 15, cuando asistí a la Cruzada Bragg en Oakland, California." Desde temprano, ¡Bragg asesoró a las más grandes Estrellas de Hollywood y Gigantes del Comercio Norteamericano, J.C. Penney, Del E. Web, Dr. Scholl y Conrad Hilton son algunos de los que inspiró a llevar vidas largas, exitosas, saludables y activas!

El Dr. Bragg cambió las vidas de millones en el mundo en todo tipo de estilos de vida con las Cruzadas, Libros Bragg, y apariciones en la televisión y la radio. (Vea y escuche a Bragg en *bragg.com*)

**CRUZADAS DE SALUD BRAGG,** Apartado Postal 7, SANTA BARBARA, CA 93102 USA • bragg.com

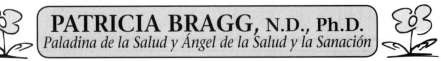

# PATRICIA BRAGG, N.D., Ph.D.

### *Paladina de la Salud y Ángel de la Salud y la Sanación*

## Autora, Conferencista, Nutricionista, Educadora De Salud Y Estilo De Vida Para Líderes Mundiales, Estrellas De Hollywood, Cantantes, Atletas, Etc. Y Millones

Patricia es una paladina de la salud al 100% con una pasión de dedicación de por vida, como su padre, Paul C. Bragg, autoridad de salud mundialmente reconocida. Patricia ha ganado fama internacional por sí sola. Ella conduce los Seminarios y Conferencias Bragg de Salud y Condición Física para Convenciones y Escuelas, Grupos de Mujeres, Hombres, Jóvenes y de Iglesia alrededor del mundo. Ella promueve el Estilo de Vida Saludable de Bragg y los Libros "Instructivos, Auto-Salud" en programas de entrevistas en la radio y televisión por todo el mundo angloparlante. Asesores de Presidentes y Realeza, a Estrellas del Tablado, Pantalla y TV, hasta Atletas de Campeonato, Patricia y su padre co-escribieron la Biblioteca de Salud Bragg de Libros Instructivos e Inspiradores que promueven un estilo de vida más saludable, para una vida larga, saludable y feliz.

Patricia misma es el símbolo de la salud, juventud perpetua y feminidad natural, radiante y con súper energía. Ella es un ejemplo viviente y brillante de los preceptos de estilo de vida saludable de su padre y de ella, y esto lo ama compartir con el mundo entero.

Una californiana de quinta generación por parte de su madre, Patricia fue criada con el Método de Salud Natural Bragg desde la infancia. En la escuela, no sólo sobresalió en los deportes atléticos, sino que también obtuvo honores por sus estudios y consejería. Ella es una consumada música y bailarina, jugadora de tennis y escaladora de montañas. Patricia es una popular y dotada Maestra de la Salud, una personalidad dinámica y una perfecta Invitada para Programas de Entrevistas en Radio y TV, donde regularmente enseña sobre el fácil y simple Estilo de Vida Saludable Bragg para todas las edades. Patricia ha estado en las portadas de muchas revistas, pues su mensaje de salud es necesario y bien recibido por millones.

El cuerpo del hombre es su vehículo para llevarlo por su vida, su templo terrenal, y el Creador nos quiere llenos de alegría y salud por una larga y plena vida. Las Cruzadas Bragg de Salud y Condición Física (3 Juan 2) la han llevado alrededor del mundo más de 30 veces – diseminando salud y alegría físicas, emocionales, mentales y espirituales. La salud es nuestro derecho de nacimiento y Patricia nos enseña cómo evitar la destrucción de nuestra salud por causa de hábitos de vida equivocados hechos por el hombre.

Patricia ha sido una Asesora de Salud para Presidentes Norteamericanos, la Realeza Británica, hasta Triatletas Campeones (Ella escribió un Manual de 600 páginas de Condición Física Tri-Salud), Betty Cuthbert, la "Chica Dorada" de Australia (16 récords mundiales y 4 medallas de oro olímpicas de carreras de pista), y la Estrella Triatleta y de Carrera de Pista Olímpica de Nueva Zelanda, Allison Roe. Entre aquéllos que siguen su consejo están algunas de las principales Estrellas de Hollywood, desde Clint Eastwood hasta el siempre-joven grupo de canto – Los Beach Boys, Estrellas Cantantes de la Metropolitan Opera y principales Estrellas de Ballet, etc. El mensaje de Patricia resulta atractivo para el mundo y es bien recibido por las personas de todas las edades, nacionalidades y tipos de vida. Quienes siguen el Estilo de Vida Saludable Bragg y asisten a las Cruzadas Bragg alrededor del mundo son testimonios vivientes . . . como el súper atleta sin edad, Jack LaLanne, ¡quien a los 15 años pasó de la enfermedad a una Salud y Condición Física Totales!!

Patricia le inspira a Renovar, Rejuvenecer y Revitalizar su Vida con los Libros "Estilo de Vida Saludable Bragg" y las Cruzadas de Salud alrededor del mundo. ¡Millones se han beneficiado de estos eventos cambiadores de vidas con una vida más larga, saludable y feliz! Ella ama compartir con su comunidad, organización, eventos, grupos de iglesia, etc. Además, es una perfecta invitada para programas de entrevistas de radio y televisión para diseminar el mensaje de vivir bajo el estilo de vida saludable. Vea y escuche a Patricia en la red: *bragg.com*. Para entrevistas por la radio y para hablar: escriba un correo o correo electrónico a **patricia@bragg.com**,

**BRAGG HEALTH CRUSADES, BOX 7, SANTA BARBARA, CA 93102, USA**